FAO中文出版计划项目丛书

青年与联合国全球联盟（YUNGA）
学习和行动系列丛书

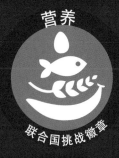

营养
联合国挑战徽章

营　养

挑战徽章
训练手册

联合国粮食及农业组织　编著

谭茜园　尹艺伟　吕艾琳　译

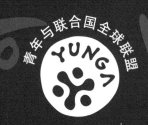

青年与联合国全球联盟

中国农业出版社
联合国粮食及农业组织
2021·北京

引用格式要求：

粮农组织和中国农业出版社。2021年。《营养挑战徽章训练手册》。中国北京。

04-CPP2020

本出版物原版为英文,即*Nutrition challenge badge*,由联合国粮食及农业组织于2017年出版。此中文翻译由农业农村部国际交流服务中心安排并对翻译的准确性及质量负全部责任。如有出入,应以英文原版为准。

ISBN 978-92-5-134683-9 （粮农组织）
ISBN 978-7-109-28269-8 （中国农业出版社）

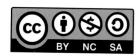

FAO中文出版计划项目丛书

指 导 委 员 会

主　任　隋鹏飞

副主任　谢建民　倪洪兴　韦正林　彭廷军　童玉娥　蔺惠芳

委　员　徐　明　徐玉波　朱宝颖　傅永东

目录

引言

> **食物是健康和生命的基础。因此，食物被视作一项基本人权。**

　　美食拉近了人与人之间的距离，为我们带来分享的喜悦。不论是婚礼，还是新生命诞生，或是国王、女王的加冕，人们总是准备好特色菜肴来迎接各类庆典和盛事。不过，食物不仅仅是庆祝活动中的关键角色，在日常生活中食物的作用更为重要。地球上人类和动植物的生存、成长和繁衍都需要食物。事实上，食物是健康和生命的基础，且被视作一项基本人权。每个人都应该能随时获取必要的健康膳食。

　　饮食种类和数量适当是保持健康的关键。在本书中，你将了解各类食物能提供哪些营养元素、维生素和矿物质；如何搭配健康膳食，培养良好的饮食习惯；饮食安全的重要性，以及安全购买和保存食物的步骤方法。本书还将阐述饮食选择对世界的影响，以及如何以对环境友好的方式购物和烹饪。最后，本书会给出一些建议，帮助你采取行动，使你和身边的人都可以在对环境负责的同时健康地生活。

　　打开这本手册，去探索，去学习，去发现。在愉快学习的同时，或许你会想到宣传良好营养实践的好点子。愿你从中获得启迪，行动起来，努力构建健康营养的膳食。

青年与联合国全球联盟相关活动得到了以下各位大使的支持：

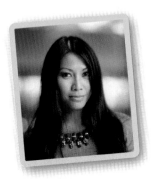

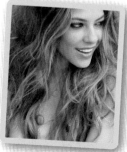
卡尔·刘易斯
(Carl Lewis)

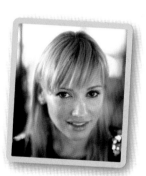

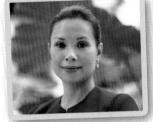
莉亚·莎朗嘉
(Lea Salonga)

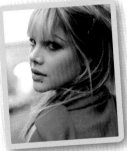
黛比·诺娃
(Debi Nova)

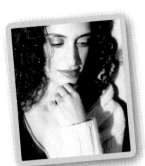

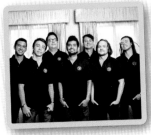
佩肯斯
(Percance)

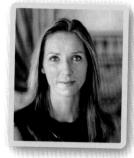
纳迪亚
(Nadeah)

诺亚（阿奇诺阿姆·妮妮）
[Noa (Achinoam Nini)]

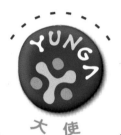

瓦伦蒂娜·韦扎利
(Valentina Vezzali)

9

安全注意事项！

亲爱的领队或老师：

挑战徽章训练手册专为辅助教学活动而设计。由于各地组织活动课的条件和环境各不相同，最终还是要由你来选定适合且安全的活动课。手册中列出了一些营养知识活动课供你参考。不过，也不必拘泥于手册内容，何不试着和学员一起亲自设计活动课呢？

手册后半部分列出的实践活动课都是学习食物营养和平衡膳食相关知识的好方法。但一定要注意安全防范，不要受伤。策划活动课时要仔细谨慎，安排充足的人手保障参与者的安全，在使用锋利的厨具及加热食物时要格外谨慎。右页列举了一些注意事项，不过仍然要在活动正式开始前进行全面的评估，也可以让青少年们一起来思考还有哪些需要注意的安全事项。

常见的注意事项有：

照顾好自己

* 每次活动课开始前和结束后都要洗手。

* 除非确认无毒，否则不要随便食用眼前的食物。

* 使用烤箱、煤气灶和明火时要尤其小心。活动全程都要有成年人在场。煤炭和煤油会释放有毒化学物质，危害人体健康，污染环境，切勿用作燃料。

* 使用刀、剪等尖锐烹饪器物时要当心，低龄儿童应由一名成年人全程看护。

* 使用电器时也要当心。使用电器时，先将双手、桌面和电器擦干后再开机。

* 处理、制备、保存和烹饪食物时要注意方法，不要吃已过保质期的食物。

* 从自然环境中获取的水源如无安全保障，不宜饮用或烹饪。

* 可将部分活动课的照片或视频上传至视频网站等网络平台，但上传之前一定要先征得本人或其父母的同意。

爱护好环境

* 尽可能地回收利用活动课中使用过的材料。

* 将环境足迹减至最少：就地取材，买应季食物，将剩余食物和果蔬皮做堆肥，等等。

* 在外不要乱扔垃圾，应把垃圾带回家再做妥善处理。

* 爱护大自然的原始风光。切勿摘取保护物种。采集植物和摘取花朵前要先获得允许。在野外发现的任何植物，确实有需要才去采集，而且至少要留下三分之一的量。

可持续

发展目标

青年与联合国全球联盟制定倡议、开展活动、开发资源（例如联合国挑战徽章训练手册），鼓励青少年做积极公民，推动实现可持续发展目标。新的挑战徽章训练手册正在编写中，将进一步支持实现可持续发展目标。

《营养挑战徽章训练手册》特别助力实现目标2（零饥饿），目标3（良好健康与福祉），以及目标12（负责任消费与生产）。

 消除饥饿，实现粮食安全，改善营养状况和促进可持续农业

 良好健康与福祉

 采用可持续的消费和生产模式

2015年，可持续发展目标接续了千年发展目标，政府、民间社会组织、联合国机构等实体将在2030年前实现各具体目标，为所有人创造更可持续的未来。

 可持续发展目标

了解可持续发展目标相关信息，请访问以下网站：

http://www.fao.org/yunga/global-citizens/sdgs/zh/

https://www.un.org/sustainabledevelopment/zh/sustainable-development-goals/

17个可持续发展目标：

1 无贫穷
在全世界消除一切形式的贫困。

2 零饥饿
消除饥饿，实现粮食安全，改善营养状况和促进可持续农业。

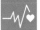
3 良好健康与福祉
确保健康的生活方式，促进各年龄段人群的福祉。

4 优质教育
确保包容和公平的优质教育，让全民终身享有学习机会。

5 性别平等
实现性别平等，增强所有妇女和女童的权能。

6 清洁饮水和卫生设施
为所有人提供水和环境卫生并对其进行可持续管理。

7 经济适用的清洁能源
确保人人获得负担得起的、可靠和可持续的现代能源。

8 体面工作和经济增长
促进持久、包容和可持续的经济增长，促进充分的生产性就业和人人获得体面工作。

9 产业、创新和基础设施
建造具备抵御灾害能力的基础设施，促进具有包容性的可持续工业化，推动创新。

10 减少不平等
减少国家内部和国家之间的不平等。

11 可持续城市和社区
建设包容、安全、有抵御灾害能力和可持续的城市和人类社区。

12 负责任消费和生产
采用可持续的消费和生产模式。

13 气候行动
采取紧急行动应对气候变化及其影响。

14 水下生物
保护和可持续利用海洋和海洋资源以促进可持续发展。

15 陆地生物
保护、恢复和促进可持续利用陆地生态系统，可持续管理森林，防治荒漠化，制止和扭转土地退化，遏制生物多样性的丧失。

16 和平、正义及强大机构
创建和平、包容的社会以促进可持续发展，让所有人都能诉诸司法，在各级建立有效、负责和包容的机构。

17 促进目标实现的伙伴关系
加强执行手段，重振可持续发展全球伙伴关系。

引言

目标2：零饥饿

目标2是什么？

消除饥饿，实现粮食安全，改善营养状况和促进可持续农业。

为什么？

极度饥饿和营养不良仍然是可持续发展的阻碍，是人们无法轻易挣脱的困境。饥饿和营养不良会导致人口劳动效率降低，更容易生病，由于收入不高，无法改善生计。全世界有近8亿人忍饥挨饿，其中大部分生活在发展中国家。

2015年有 590万五岁以下儿童死亡 其中 50% 死于营养不足

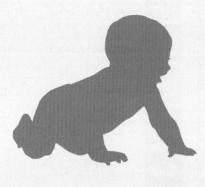

（来源：联合国儿童基金会，2015）

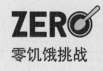

ZERO 零饥饿挑战

目标2的部分具体目标

- 到2030年，消除饥饿，确保所有人，特别是穷人和弱势群体，包括婴儿，全年都有安全、营养和充足的食物。

- 到2030年，消除一切形式的营养不良，包括到2025年实现5岁以下儿童发育迟缓和消瘦问题相关国际目标，解决青春期少女、孕妇、哺乳期妇女和老年人的营养需求。

- 到2030年，实现农业生产力翻倍和小规模粮食生产者，特别是妇女、土著居民、农户、牧民和渔民的收入翻番，具体做法包括确保平等获得土地、其他生产资源和要素、知识、金融服务、市场以及增值和非农就业机会。

    南亚仍然是全世界营养不足、人口最多的地区，其次是撒哈拉以南非洲、东亚、拉丁美洲及加勒比地区。

目标3：良好健康与福祉

目标3是什么？

确保健康的生活方式，促进各年龄段人群的福祉。

为什么？

确保健康的生活方式，促进各年龄段所有人的福祉对实现可持续发展至关重要。在延长预期寿命和减少儿童和孕产妇致死性疾病方面已取得重要进展。清洁饮水和卫生设施大幅改善，减少了疟疾、结核病、脊髓灰质炎和艾滋病毒/艾滋病的传播。然而，要根除各类疾病，解决各种卫生问题，还需继续努力。

目标3的部分具体目标

- 到2030年，全球孕产妇每10万例活产的死亡率降至70人以下。
- 到2030年，消除新生儿和5岁以下儿童可预防的死亡，各国争取将新生儿每1 000例活产的死亡率降至12例以下，5岁以下儿童每1 000例活产的死亡率降至25例以下。
- 到2030年，消除艾滋病、结核病、疟疾和被忽视的热带疾病等流行病，抗击肝炎、水源性传染病和其他传染病。
- 到2030年，通过预防、治疗及促进身心健康，将非传染性疾病导致的过早死亡减少三分之一。

2030年的世界
母亲的健康状况达历史最好水平
婴儿不再因为可预防因素死亡

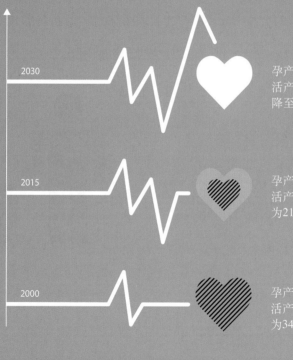

2030　　　　孕产妇每10万例活产的死亡率降至70人以下

2015　　　　孕产妇每10万例活产的死亡率为216例

2000　　　　孕产妇每10万例活产的死亡率为341例

目标3：
良好健康
与福祉

#全球目标
可持续发展目标

目标12：负责任消费和生产

目标12是什么？

采用可持续的消费和生产模式。

为什么？

未来二十年，预计全球中产阶级群体将不断壮大。这对于个人发展而言是好事，但却会向本已紧缺的自然资源提出更大需求。如果不改变消费和生产模式，环境将遭受不可逆转的损害。

供人类消费的粮食
占全部生产粮食约三分之一
遭到损失或浪费的粮食
每年达13亿吨

（来源：联合国贸易和发展会议）

目标12的部分具体目标

- 到2030年，实现自然资源的可持续管理和高效利用。
- 到2030年，将零售和消费环节的全球人均粮食浪费减半，减少生产和供应环节的粮食损失，包括收获后的损失。
- 到2030年，确保各世界人民都能获取关于可持续发展以及与自然和谐的生活方式的信息并具有上述意识。

可持续发展目标

何不试着和学员一起探索在社区层面可以助力实现哪些具体目标呢?

如需了解更多关于可持续发展目标的信息,请访问:

https://www.fao.org/yunga/global-citizens/sdgs/zh/

https://sustainabledevelopment.un.org/topics/

手机用户还可下载"可持续发展目标在行动"(SDGs in Action)移动应用软件,创建和记录你的行动 (https://sdgsinaction.com/zh.html)。

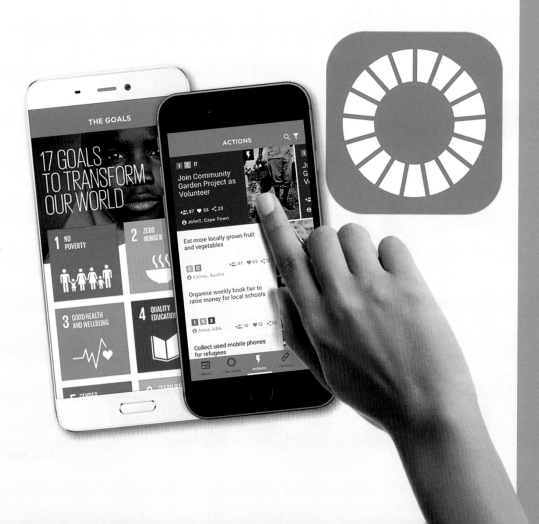

挑战

徽章训练手册系列丛书

联合国挑战徽章训练手册经与相关联合国机构、民间社会及其他组织合作编写出版，旨在针对青少年开展宣传教育工作，提升兴趣，激发青少年主动做出改变，积极改善所在社区的现状。挑战徽章训练手册系列丛书适合在校教师和青年领队使用，而且童子军尤其适用。

已出版的训练手册请见 http://www.fao.org/yunga/home/zh/。如需了解青年与联合国全球联盟的最新资讯，请联系 yunga@fao.org 订阅免费的青年与联合国全球联盟新闻报。

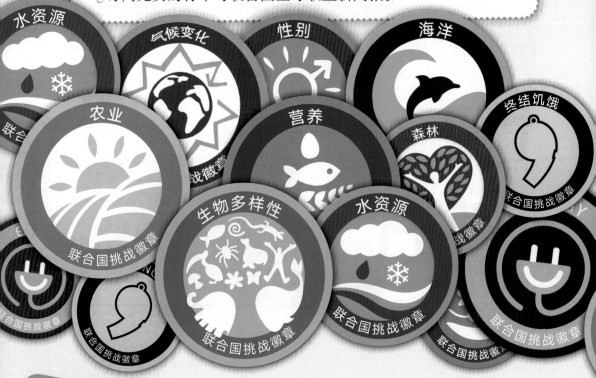

青年与联合国全球联盟已经完成和正在编写的徽章训练手册涉及以下主题：

农业：如何以可持续的方式种粮？

生物多样性：让我们一起努力，让世界上丰富多彩的动物和植物不再消失！

气候变化：加入抗击气候变化的行动！

能源：世界需要良好的环境和电能——如何做到两者兼得？

森林：森林是数以百万计动植物物种的家园，能够调节气候，提供必要资源。如何保障未来森林的可持续性？

性别：如何为女童和男童，女性和男性创造一个平等和公正的世界？

治理：发现决策过程如何影响你的权利，如何影响全世界平等。

结束饥饿：拥有充足的食物是一项基本人权。如何为每天都食不果腹的1亿人口提供帮助？

营养：什么是健康膳食？如何做出对环境友好的食物选择？

海洋：神秘而又神奇的海洋能调节温度，提供资源，而且海洋的作用还远不止于此。

土壤：土壤不好，作物不长。如何照料好脚下的土地？

水资源：水是生命之源。如何保护这无比珍贵的资源？

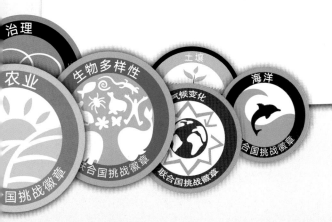

主动

做出改变

我们开展青少年工作，支持青少年创造充实的生活，帮助青少年为将来做好准备，为其树立"我能为世界带来改变"的信念。实现这些目标的最佳途径就是鼓励青少年主动做出长久的改变。不健康或不可持续的行为做法导致当前出现了诸多社会和环境问题。大多数人需要改变行为方式，而且不仅仅只是在某个项目（比如该挑战徽章训练手册）期间做出改变，而是要养成习惯，一以贯之。青少年对相关问题的认识已经日益深入，但很多人仍未改变以前那些会带来负面影响的做法。显然，单靠加强意识并不足以保证行为改变，还需要转变价值观和态度，并培养新的技能。

那么，你应该怎么做呢？

实践证明，用对方法就能改变行为。为了让本手册的影响力长期延续下去，应做到以下几点：

 重点关注具体的、有可能改变的行为。 优先针对清晰、具体的行为做出改变（例如，选择"能步行或骑自行车就不要乘坐汽车"，而不是"减少对气候的影响"）。

 鼓励主动谋划与决策。 调动青少年的主动性：自主选择活动课并制订活动方案。

 大胆质疑现状，破除困难因素。 鼓励参与者审视自身行为，并思考改变行为的方法。对于做不到的事情，每个人都会找借口：没时间，没钱，不知道怎么做，等等。引导青少年将各种理由罗列出来，然后一起找到解决方法。

锻炼行动能力。想多乘坐公共交通吗？那就做一次出行试验吧！拿到公交车时刻表并学会识读时刻表信息，用地图规划路线，步行至公交车站，了解票价。想吃得更健康吗？试着按照不同食谱烹饪各类健康食材，了解自己的喜好，学会看食品标签，准备一个餐食计划本，看看商店或本地市场在出售哪些健康食材。坚持下去，直到养成习惯。

多去户外走走。只有足够关心，才有爱护之心。无论是附近的公园，还是无人踏足的原野，只要走进大自然，我们就会与之建立起情感纽带。事实证明，这些都能鼓励环保行为。进入公共空间（即便是市中心）和深入社区均有助于建立主人翁意识，培养对环境和身边每个人的责任感。

推动家庭和社区的参与。如果能帮助一个家庭，甚至整个社区改变行为，那为什么还只关注个人层面的行为改变呢？让更多人了解相关信息，鼓励青少年说服家人朋友们也参与进来，向他们介绍你们为社区做了哪些事情。参与政治，游说地方或国家政府还能产生更大的影响力。

公开承诺。如果在旁人见证下或通过签署书面声明同意做一件事情，最后真正做成这件事情的可能性更高。所以，何不试一试这个办法呢？

监督行为改变并予以奖励。做出行为改变绝非易事！要定期回顾任务情况，监督进展，并对取得的进步及时予以适当奖励。

以身作则。你是身边青少年的榜样。他们尊重你，关注你的想法，想成为你的骄傲。只有以身作则，率先垂范，青少年才会由衷地支持你的主张。

与学员

开展徽章训练的建议

与学员共同开展挑战徽章训练的过程中，除了以上关于行为改变的建议外，还可参考以下建议。

步骤 1 初步探寻

鼓励学员了解营养和健康平衡膳食的重要性，"背景介绍"部分能帮助你了解相关内容。首先，帮助参与者加强基本认识：为什么吃得好身体才好，为什么正确地选择食物对于日常生活和身体智力发育至关重要。确保学员了解不同食物含有哪些营养元素，以及这些营养元素在我们健康和幸福的生活中发挥什么作用，并向他们讲解营养不足或营养不良会对身体造成哪些损害。接下来，告诉学员什么是可持续膳食，以及为什么选择食物时要尽可能减少对环境的影响。

最后，讨论应如何通过个人的选择和行动来改善健康和保护环境。

步骤 2 选择

必修活动课旨在夯实对营养相关基本概念和问题的理解，除此之外，参与者还可根据其兴趣、文化背景和学习需求选修其他活动课，且应从最大程度上保障自主选课。有的活动课可由个人独立完成，有的则需分组开展。与学员或当地情况匹配度较高的其他活动亦可设为选修活动课。青少年朋友们还可以主动构思其他切合主题的活动。

步骤 **3** 行动

为活动课预留充足的时间。活动过程中，可以提供支持和指导，但尽量让大家独立完成。活动课的组织方式有很多，鼓励参与者在活动中主动思考、勇于创新。

步骤 **4** 讨论

让参与者展示各自挑战徽章训练活动课的成果。注意到他们的态度和行为发生转变了吗？回顾和反思，如何在实际生活中继续加强运用。

步骤 **5** 结业仪式

组织结业仪式，表彰成功完成徽章训练课程的参与者。邀请家人、朋友、老师、记者以及社区人员参加。鼓励大家在成果展示中发挥创意。颁发证书和挑战徽章。

步骤 **6** **与青年与联合国全球联盟分享**

把你的故事、照片、手绘图、想法和建议发给我们吧：

yunga@fao.org

了解更多关于青年与联合国全球联盟的信息，以及加入青年与联合国全球联盟部落，请访问：

www.fao.org/yunga/home/zh/

徽章训练

的结构和课程

《营养挑战徽章训练手册》旨在帮助青少年儿童学习营养的基本概念，培养健康环保的饮食习惯和生活方式。本书将帮助你制订适当、有趣、调动性强的教学计划。

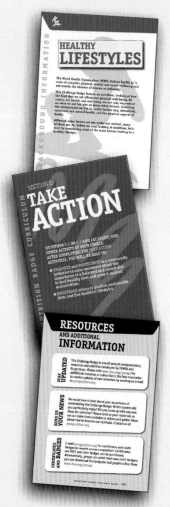

手册中背景介绍部分阐述了我们需要哪些食物来保证身体健康、营养充足，以及培养健康的饮食习惯和生活方式的重要意义。本手册对健康、成长和疾病预防的诸多影响因素进行了分析，探讨了饮食习惯、生活习惯与身体健康之间的关系，从而帮助青少年掌握选择食物的正确技巧，学会规划和烹饪健康的餐食，保障饮食质量和安全，培养有益健康、环境友好的个人习惯和生活方式。本手册还就如何帮助社区充分认识健康膳食和生活方式的重要性提出了建议。

本书第二部分是徽章训练课程，列出了激励青少年儿童学习营养知识和健康膳食的活动课和思路。

其他资源、实用网站和词汇请见本手册结尾部分。

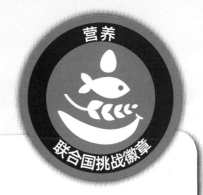

徽章训练结构

为方便使用，并确保对所有主题予以讨论，背景介绍和相关活动课分为五章：

一、健康的生活方式：影响健康和福祉的诸多因素、个人选择和做法。

二、健康的饮食选择：为什么要正确选择食物种类和数量来预防营养不良和其他非传染性疾病。

三、饮食安全：如何确保食物新鲜、营养、干净且不含有害物质。

四、绿色饮食——让我们选择可持续膳食吧：我们对食物的选择、烹饪方法和保存方式会对地球产生哪些影响。

五、行动起来：建议通过活动课鼓励学员在实际生活中培养健康的饮食习惯，提升社区对健康膳食和生活方式的认识。

要求：参与者须完成各章起始部分列出的两项必修活动课中的任意一项，并完成各章中至少一项选修活动课（个人自选或小组共同决定），即可获得徽章。本书未提及但经老师或领队同意的选修活动课亦可。

第一章：健康的生活方式

一项必修活动课 至少一项选修活动课
（1.1 或 1.2） （1.3 至 1.14）

+

第二章：健康的饮食选择

一项必修活动课 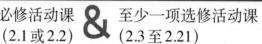 至少一项选修活动课
（2.1 或 2.2） （2.3 至 2.21）

+

第三章：饮食安全

一项必修活动课 至少一项选修活动课
（3.1 或 3.2） （3.3 至 3.10）

+

第四章：绿色饮食——让我们开始选择可持续膳食吧

一项必修活动课 至少一项选修活动课
（4.1 或 4.2） （4.3 至 4.20）

+

第五章：行动起来

一项必修活动课 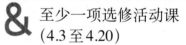 至少一项选修活动课
（5.1 或 5.2） （5.3 至 5.17）

=

营养挑战徽章训练
完成！

各年龄段适用的活动课

为了方便你和学员选出最合适的活动课，本手册采用编号系统对适用不同年龄段的活动课做了标记。例如，标有"1级和2级"的活动课适合年龄在五至十岁和十一至十五岁间的参与者。

但是，请注意此标记仅作参考。视具体情况，或许标为1级的课程同样适用于其他年龄段的学员。作为教师和青年领袖的你应根据经验做出判断，制订适合学员的课程。本手册未提及但符合教学要求的活动课亦可作为选修活动课。

① 五至十岁

② 十一至十五岁

③ 十六岁及以上

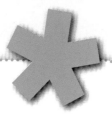

切记！

本手册的主要目的是激发学员学习营养知识的兴趣，鼓励他们培养健康的饮食习惯，在主动改变自身行为的同时推动地方和国际层面的行动。但最重要的是寓教于乐，参与者应在学习营养知识、赢得徽章的过程中获得乐趣。

徽章训练

课程样本

以下是适合各年龄段学员的课程模板，我们以此为例介绍徽章的获取方法，帮助你制订教学计划。

级别

1 五至十岁

2 十一至十五岁

3 十六岁及以上

每项活动课都有具体的学习目标，除此之外，孩子们还将有机会锻炼以下技能：

* 团队合作
* 想象力和创造力
* 观察能力
* 文化和环境意识
* 算术和读写能力

章节	活动课	学习目标
一 健康的生活方式	1.1：健康游园会 （第171页）	在趣味活动中提升社区对健康生活方式的基本认识。
	1.5：保持卫生 （第172页）	认识日常生活中保持个人卫生的重要性。
二 健康的饮食选择	2.2：写饮食日记 （第177页）	更了解自己的饮食习惯，明确需要改进的方面。
	2.3：最爱吃的食物 （第179页）	每天都从食物中获取充足的营养。
三 饮食安全	3.1：检查厨房 （第187页）	了解饮食安全，学习如何改善家庭饮食安全。
	3.4：猜词游戏 （第188页）	学习饮食安全和营养知识，享受游戏乐趣，培养团队精神。
四 绿色饮食——让我们开始选择可持续膳食吧	4.1：做饭达人 （第191页）	亲自动手计划和烹饪可持续餐食。
	4.9：制作菜谱大全 （第194页）	发挥创造力，学习烹饪和应季果蔬知识。
五 行动起来	5.1：创建营养角 （第201页）	加强认识，了解各类食物能为我们提供哪些不同的营养元素。
	5.4：举办故事会 （第202页）	发挥创造力，学习食物和营养及其对世界的重要意义。

级别

1 五至十岁

2 十一至十五岁

3 十六岁及以上

和1级类似，2级课程也有各自的具体学习目标，但同时也培养以下技能：

* 团队合作和独立学习能力
* 想象力和创造力
* 观察能力
* 文化和环境意识
* 研究能力
* 陈述和演讲能力

级别

① 五至十岁

② 十一至十五岁

③ 十六岁及以上

3级课程将培养以下能力：

* 团队合作和独立学习能力
* 想象力和创造力
* 观察能力
* 文化和环境意识
* 技术能力和解决复杂问题的能力
* 陈述和演讲能力
* 持论和辩论能力

章节	活动课	学习目标
一 健康的生活方式	1.2：比赛开始! （第171页）	更加注重在日常生活中加强体育锻炼。
	1.12：病菌百科知识 （第175页）	学习病菌和疾病的传播途径及自我防护方法。
二 健康的饮食选择	2.2：写饮食日记 （第177页）	更了解自己的饮食习惯，明确需要改进的方面。
	2.14：关于节食的辩论 （第183页）	分析当今世界的身体意象问题，讨论媒体对饮食行为产生了什么影响。
三 饮食安全	3.1：检查厨房 （第187页）	了解饮食安全，学习如何改善家庭食品安全。
	3.5：轻松烹饪速成指南 （第188页）	动手学习食物的各种保存方法。
四 绿色饮食——让我们开始选择可持续膳食吧	4.2：防止浪费食物 （第191页）	想办法减少浪费，让更多人知道这样做的意义。
	4.17：从农田到餐桌 （第198页）	了解在我们大快朵颐前，食物都经历了哪些生产过程。
五 行动起来	5.2：举办健康平衡膳食宣传活动（第201页）	帮助亲朋好友了解、认同、践行健康的生活方式和可持续型生活。
	5.9：发起社区科普活动 （第204页）	和同伴们一起努力，提升对于健康膳食和生活方式重要意义的认识。

接下来是营养领域关键问题的概述，教师和青年领队在备课和准备活动课时无需另外收集材料。

当然，一节活动课只涉及部分主题，不要求所有年龄段的学员都能掌握以下全部内容，领队和教师应自行挑选最适合学员的主题和内容。

例如，对于年龄较小的学员，不必选择复杂的主题。对于年龄稍长的学员，则可开展进一步的学习，还可以让他们自主阅读背景介绍。

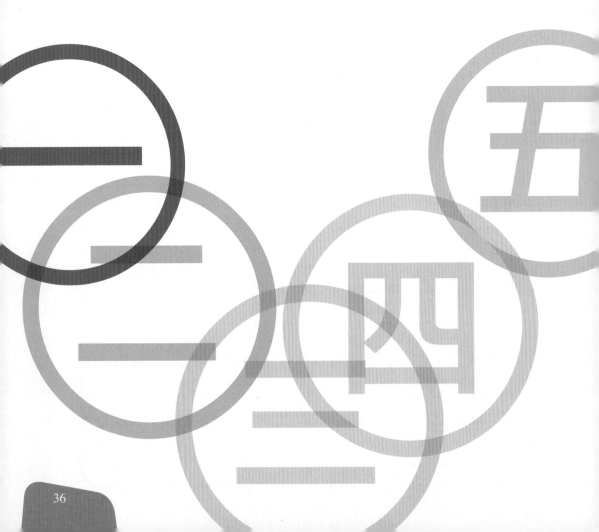

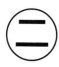

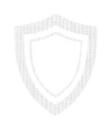

第一章
健康的生活方式

　　世界卫生组织（简称世卫组织）把健康定义为"不仅是指没有疾病或衰弱，而且指生理、心理与社会功能的良好状态"。

　　本书重点关注营养问题，探讨食物会对我们的身体健康产生哪些影响。当然，我们的健康和良好状态不仅仅依赖于食物，还有其他许多影响因素，包括我们居住的环境、社会因素（如教育水平）、情绪和心理健康、身体健康。

　　有些因素是我们无法左右的，但仍有许多是可以改变的。所以，在正式介绍营养知识之前，让我们先看一看健康生活方式的组成要素。

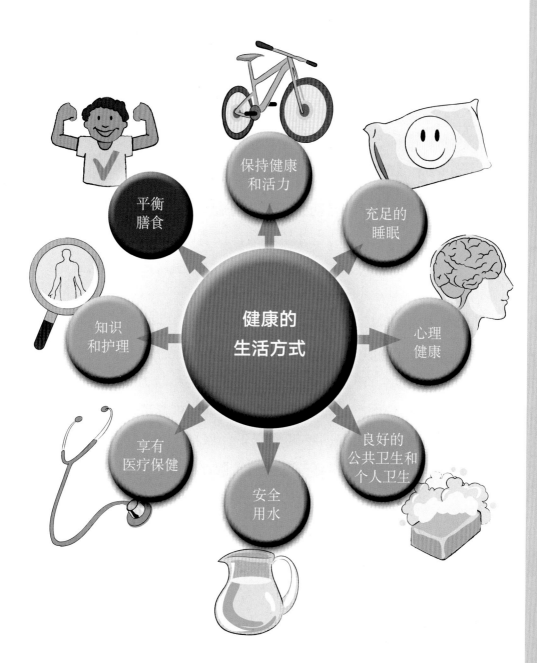

平衡
膳食

保持健康
和活力

充足的
睡眠

知识
和护理

健康的
生活方式

心理
健康

享有
医疗保健

安全
用水

良好的
公共卫生和
个人卫生

保持健康和活力

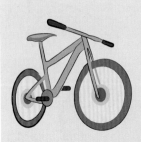

　　多运动，是保持健康与活力的三字诀窍。体育锻炼对身体有好处，不仅有助于控制体重，还能帮助改善心肺和肌肉功能，促进骨骼、肌肉和关节健康，让身体更灵活，行动更敏捷，还能缓解关节炎引发的疼痛。多运动，生病和去医院的次数也会变少！

　　体育锻炼还会让人更加自尊自信，保持良好的心理状态，缓解压力和焦虑，还能改善睡眠，提高注意力和学习成绩。不过别担心，要保持健康和活力不一定非得跑马拉松才行。只要每天少坐多动，就能起到强身健体的效果。每天都简单锻炼一下，保持活力，下述建议（第39页）或许能给你一些灵感！除此之外，回想一下自己坐着看电视、用电脑或玩电脑游戏的时间有多长，是不是不该在这些事情上花那么多时间呢？可以做哪些其他事情呢？

做个健康的孩子

每天保持活力的10个妙招

健康的小朋友体能充沛，每天的活动游戏时间至少有一个小时。养成每天进行体育锻炼的习惯，通过体育锻炼，强健肌肉，让心跳加速，感觉身心舒展。

1 **系紧鞋带，走起来**

在小区附近散散步，尽量走路去朋友家，不坐汽车。尽量走楼梯，不要坐电梯。记得要走人行道和斑马线，注意安全。

2 **来点音乐**

听着喜欢的歌，甩甩手，扭扭腰，摇摆起来。在嘻哈、乡村或流行音乐的节拍下，扭动起来。跳舞是一种很好的锻炼方式。

3 **骑自行车**

戴上头盔和护具，去骑自行车吧。可以骑车去上学，也可以叫上几个好朋友，在小区附近一起骑车玩耍。

4 **加入体育锻炼小组**

表现你的团队精神，加入学校或社区的体育锻炼小组吧。篮球、棒球、体操、舞蹈、足球、游泳、网球等，都是不错的选择。选一项自己喜欢的，尽情地玩吧！

5 **户外游戏**

关掉电视，和家人朋友或者宠物一起出门吧！遛狗、堆雪人、放风筝、来一场呼啦圈大赛、打篮球、跳跳绳，或者干脆来一局抓人游戏吧。

6 **纵身入水**

去室内或室外游泳馆游泳吧。奋力游几圈，和朋友玩水上游戏，还可以比一比谁跳水更厉害。

7 **锻炼身体，赚点零花钱**

帮家长或邻居修剪草坪、洗车、铲雪、遛狗，赚点零花钱。干活时听听音乐吧。

8 **溜冰或滑板**

约几个朋友去公园或者室内溜冰场吧！溜冰简单易学，让你活力满满的同时，还能得到许多乐趣！记得要戴上头盔、护膝和护肘。

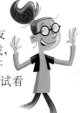

9 **栽培园圃**

可以和家人朋友一起养花种菜。栽培园圃很辛苦，却也是很好的锻炼方式。每天都要去看一看，浇浇水。

10 **不能出门怎么办**

可以在家和家人朋友玩捉迷藏或者寻宝游戏，也可以做仰卧起坐和开合跳来保持活力，试试看你能做多少个吧！

41

怎样算"充足"？

世界卫生组织（世卫组织）建议，5～17岁的青少年儿童**每天应进行至少60分钟的中高强度体育锻炼**，且应以有氧锻炼为主。每周还应至少进行3次高强度锻炼，着重加强肌肉和骨骼。

（来源：www.who.int/dietphysicalactivity/factsheet_young_people/en/index.html）

充足的睡眠

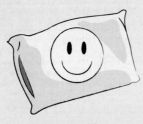

谁能不喜欢睡觉呢？适当的睡眠时长对我们的身体极为重要，对青少年儿童来说更是如此，因为在睡眠中身体才能休息、生长和发育。

10岁以下儿童睡眠时间应至少10个小时，10岁以上青少年睡眠时间应该在8～10个小时（英国国家医疗服务体系，2013）。如果想睡个好觉，要注意睡前不要吃太饱，远离电子产品等会对大脑产生刺激的物品。平衡健康膳食以及大量的运动也有助于良好睡眠。

心理健康

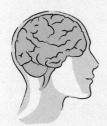

身体健康很重要，但关注内心世界也同样非常重要。保持心理健康的重要途径是与家人和朋友的相处，一起玩游戏，多去交际，多参加学校和社区组织的活动。

保持思维清晰、态度积极的方法有很多，可以访问以下网址进一步了解：www.youngminds.org.uk/for_children_young_people/better_mental_health

www.who.int/maternal_child_adolescent/topics/adolescence/en

良好的公共卫生和个人卫生

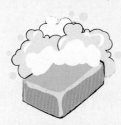

保持个人卫生和生活空间的干净整洁有助于预防疾病。大部分微生物是无害的，但有一些微生物却能导致人传人的疾病。首先要保持房间、办公室和上学交通工具的干净、整洁和安全。勤洗手保持手部卫生尤其重要。

除此之外，还要注意面部卫生，否则很容易得沙眼。沙眼有可能导致失明，但这种眼部感染是可以预防的。

延伸阅读：

www.cdc.gov/bam/index.html

安全用水

我们的健康离不开安全的水源，安全的水源供应能够保护我们和身边的人远离致病菌。如果用不干净或受到污染的水源来洗浴、清洁、饮用或烹饪，可能会引起腹泻、霍乱、伤寒、痢疾和蠕虫感染。此外，如果保存不当，水还会成为蚊子滋生的温床，传播疟疾、登革热和寨卡病毒。如果喝了被化学物质和农药污染的水，人可能会患上多种重疾，长期遭受病痛（例如癌症）的折磨。总而言之，清洁的水源和垃圾的安全处理对于保持身体健康、预防疾病和保证生活质量十分关键，这个说法可一点都不夸张。虽然国家负责为我们提供干净的水源，但我们同样有责任保持身边水源的清洁和安全。

享有医疗保健

我们都不想生病，不喜欢看医生。所以，要保持身体健康，获得良好的医疗保健很有必要。医疗保健包括让人免受疾病侵扰的免疫接种，还包括早期检测和有效的治疗，防止疾病在本地传播。实施疾病预防措施可以改善健康，减少疾病给家庭和社区带来的经济负担。此外，医疗保健服务人员可在当地开展疾病科普工作，提供关于增进和保持健康以及防止疾病传播的信息和咨询服务。

你知道吗？

腹泻和呼吸道感染是导致发展中国家儿童死亡的两类最主要疾病。简单地用肥皂和清水洗手就可以有效防止病菌传播，消除各种疾病风险。从早到晚都要勤洗手。沾湿肥皂，搓揉双手至少20秒，在流水下冲洗干净，并用干净的毛巾或纸巾擦干，或用烘手机烘干。

 处理食物前后

 如厕后

 触碰宝宝或为其喂食前

 进食前

 给宝宝换尿布后

以上这些重要的时间点都需要洗手，想想看，在其他哪些情况下也要洗手？了解更多关于"全球洗手日"的信息，请访问：http://globalhandwashing.org/ghw-day。

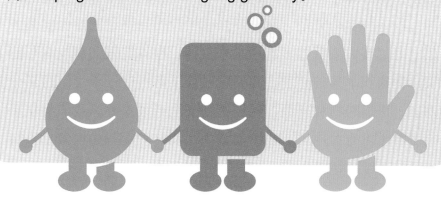

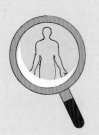

知识和护理

不过，我们不能完全依赖身边的人来保持健康，也要承担起自身的责任，用健康的方式生活。主动学习健康知识，努力平衡好自己的生活，保持良好的身体和心理健康状态。如果感觉不舒服，或身心状况出现异常，一定要去看医生。

平衡膳食

最后，也就是本书的根本目标：选择一种健康膳食，好好吃饭，我们才能既健康又有活力，过上高质量的生活。但前提是要具备扎实的知识背景来理解健康膳食的内涵。如果不懂身体的营养需求，也不了解哪些食物可以满足这些需求，就会导致不良膳食和糟糕的营养健康状况。

收入和食物充足、享有良好卫生设施条件和医疗保健服务的家庭也有可能营养和健康水平欠佳。预算有限，却也有可能实现健康和平衡的膳食。我们将在第二章中进一步学习这部分内容。正确购物和烹饪，保证饮食安全也很重要，我们将在第三章中学习有关内容。在第四章中，我们将学习如何做出可持续、对环境友好的选择。

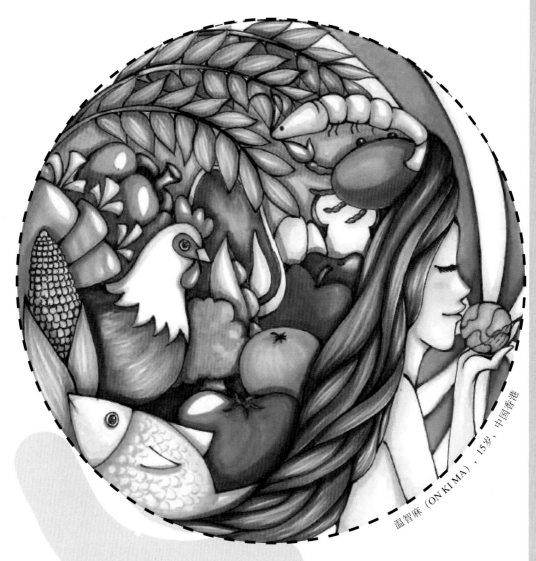

温智麻（ON KI MA），15岁，中国香港

第二章
健康的饮食选择

充足的食物是健康和生命的基础，且被视作一项基本人权。

这表明，国际社会普遍认为，每个人都应该一直有能力获取为保持健康和充足营养所需的食物。

那么，我们现在就来一起学习如何正确选择食物吧。

平衡膳食

我们需要获取适量的营养元素来支持生长发育，以及免疫系统、血液循环系统、神经系统和肌肉骨骼系统等人体重要系统的良好运作，而平衡膳食是其中的关键。只有摄入多种营养食品，我们才能成长、生存，防止出现营养不良或其他疾病。

理想状况下，我们的每一餐都应该营养均衡。但是，我们选择吃哪种食物通常都是出于某些考虑，比如食物的供应、价格、外观和味道，以及传统观念、宗教信仰和文化理念等因素。我们可以通过在一段时期内选择适当的食物来实现营养均衡和种类多样。比如，如果一顿饭摄入的某种食物或营养元素不足或过量，那么可以通过下一顿饭或者零食来进行补充或平衡。同理，如果某一天摄入的食物（卡路里）多于或少于我们的实际需求，可以通过接下来一天少吃或多吃来进行平衡。接下来，我们就来学习几个主要的食物类别，以及如何建立平衡膳食。

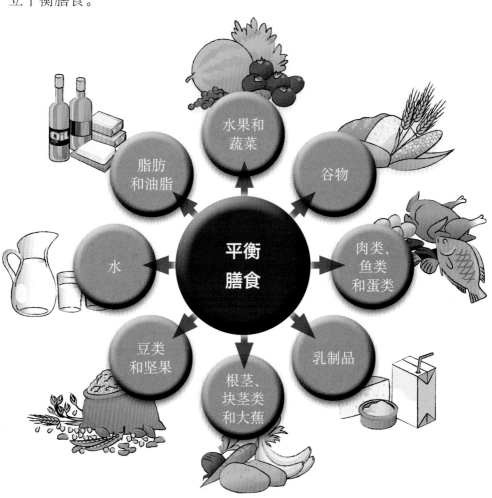

水果和蔬菜

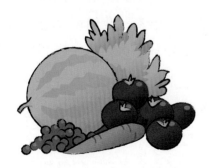

果蔬能为我们提供身体所必需的维生素、矿物质、纤维以及天然糖分。摄入充足的果蔬有助于降低患某些慢性病的风险以及预防癌症。大多数果蔬的卡路里和脂肪含量都比较低。

有新鲜果蔬、罐装果蔬，还有蔬果干；可生食或熟食；可以整个食用，也可以切块或剁碎后食用。一杯纯果汁或蔬菜汁也可以算作是一份，但是即便未加糖，果汁的含糖量也很高，所以最好食用整个果蔬。水果和蔬菜这一类别也包括胡萝卜、马铃薯、芜菁、萝卜和甜菜等根茎、块茎类蔬菜。想一想，你还知道其他哪些水果和蔬菜?

食用提示:

* 每天都要多吃水果和蔬菜。事实上，果蔬应该占每一餐摄入量的三分之一以上。世卫组织和联合国粮农组织联合专家委员会建议，每天应摄入至少400克水果和蔬菜（相当于5份或5杯的量）。听起来好像很多，但如果你知道一份具体是多少，也就不足为奇了。举几个一份的例子:
   * 中等大小的新鲜水果一个（比如一个苹果、梨或香蕉）;
   * 个头较小的水果两个或两个以上（比如两个李子或猕猴桃，三个杏，七个草莓）;
   * 菠菜、生菜或其他绿叶蔬菜一杯;
   * 熟蔬菜三茶匙;

* 纯蔬菜汁一杯。
* 最好选择红色、橙色、深绿色等各种颜色的蔬菜和水果，通常其营养元素含量要高于浅色果蔬。
* 如需营养价值高、味道好、价格便宜的果蔬，就购买应季的新鲜产品，尽量选择成熟的整个果蔬。
* 购买量应控制在几天内能吃完或不会变质的范围内。果蔬干瘪变质后，营养元素会流失，味道也会变差。
* 用安全的水将新鲜果蔬清洗干净，除去尘土、杀虫剂或除草剂。
* 如果新鲜水果无法购得或者过于昂贵，可以用冷冻水果代替。冷冻水果具有相同的营养价值，且易于保存，还能节省进食前的准备时间。
* 蔬菜罐头也不错，但盐、糖和防腐剂的含量可能较高，最好购买无额外添加糖和盐的水浸蔬菜罐头。
* 选购水果罐头时，看一看含糖量是多少。果汁浸水果罐头比糖浆浸水果罐头更健康。
* 优先选择食用完整的水果，其次是鲜榨果汁和水果饮料（完整的水果纤维含量更高）。水果饮料中可能会额外添加糖分，而且实际的果汁含量很低。
* 够买根茎蔬菜时，要选致密紧实、分量充足、外表光滑的。如果还带着叶子，叶片应该新鲜脆嫩，呈淡绿色。
* 根茎蔬菜含有的许多营养元素都在表皮里。非常新鲜幼嫩的甜菜和芜菁等根茎蔬菜的表皮是可以食用的，但较为成熟、个头更大、表皮也更厚的根茎蔬菜需要削皮。

* 大多数根茎蔬菜可以生食或熟食（但要彻底洗净，除去有害生物或化学物质；如需生食，削皮后食用更为安全）。
* 根茎蔬菜本身含水量很低，而且水分流失很快，所以最好除去叶片，用有透气孔的塑料袋装好后放在冰箱里保存。

食用前的几个简单步骤，锁住果蔬的营养元素：

* 仅在食用或烹饪前才备菜、切菜；不要让蔬菜长时间接触空气或泡在水里。
* 烹饪蔬菜时尽量不要加水（否则营养元素都会流失到水里；如果加了水，不如做成蔬菜汤）。加水煮菜直至把水收干（会导致维生素大量流失）的方式亦不可取。应该换成其他烹饪方式，比如上锅蒸熟，放进微波炉加热，或者少油快炒。
* 多吃富含维生素C的食物（例如，菠菜和西蓝花等深色绿叶蔬菜，各种柑橘、浆果及番茄），这类食物尽量生鲜食用，或只需简单烹饪。维生素C等水溶性维生素在高温、空气和水作用下很容易被破坏，应避免在水中长时间浸泡。
* 烹饪和食用富含维生素A的植物性食物时，要加入少量脂肪，以帮助身体吸收维生素A。例如，吃南瓜和胡萝卜时放少许油。
* 烹饪和食用富含铁的植物性食物时，要搭配富含维生素C的食物来帮助吸收。例如，吃绿叶蔬菜沙拉时，加一些柠檬汁。

你知道吗？

十七、十八世纪时期，水手在海上航行的数月间吃不到新鲜果蔬，因此常常患上维生素C缺乏症。许多水手会得一种叫做坏血病的疾病，对他们的骨骼、牙龈和牙齿造成损害，有时甚至引发内出血和心力衰竭而导致死亡。发现病因后，航海船只开始配备柠檬等富含维生素C的食物。

你知道吗？

在许多国家（尤其是发达国家），人们的果蔬摄入量都是不足的。事实上，近十年来人类的果蔬消耗量下降了。果蔬摄入不足与癌症、心脏病、高血压、中风和糖尿病的发生有关。所以，要尽量多吃水果和蔬菜！

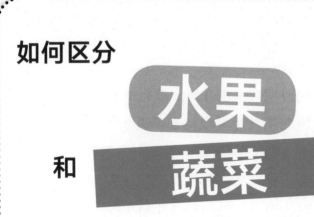

如何区分 水果 和 蔬菜？

每个人都知道草莓是水果，胡萝卜是蔬菜。那么，番茄属于什么呢？人见人爱的番茄究竟属于水果还是蔬菜，人们常常为此争论。从科学的角度来讲，水果是开花植物中含有种子的部分。

所以，番茄是水果，黄瓜、茄子、辣椒和南瓜等也是水果。蔬菜是植物的其他部分，比如叶片（如菠菜和莴苣）、根部（如欧防风和胡萝卜）、茎部（如芹菜）和花蕾（如花椰菜和西蓝花）。

但是，从大众或者烹饪的角度看，蔬菜的味道不太甜，或者说有点咸，一般用来做菜。水果的酸甜味更重，常用来做甜点或零食。

水果和蔬菜的保存

许多果蔬在采摘后仍会继续熟化，所以最好放入冰箱或是装在果篮里放桌上任其继续成熟。注意要远离地面，避光保存。大多数情况下，最好将已切开或削皮的果蔬放进冰箱保存。通常果蔬很容易流失营养元素并出现变质，所以要小心处理，尽可能地保护其鲜度和品质。应及时收拾处理变质的果蔬，不要继续放在用于储存或展示果蔬的盒子、架子、篮子和容器内。如若保存得当，则果蔬质地新鲜，不会软塌，且没有斑点或其他遭破坏、污染或虫蛀的痕迹。

种植水果和蔬菜

果蔬在生产过程中可能会受到有害微生物的污染。记得参照世卫组织《种植更安全的水果和蔬菜五大要点》（世卫组织，2012），确保你所种植的果蔬可以安全食用。更多详细内容请见关于饮食安全的章节。

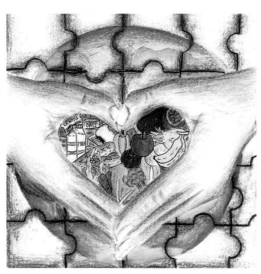

凯维雅·娜戈拉昆塔（KAVYA NAGALAKUNTA），15岁，阿拉伯联合酋长国

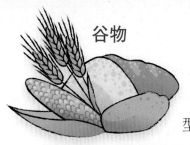

谷物

谷物类食品包括所有用小麦、大米、燕麦、玉米、大麦等谷物制成的食品。典型的谷物类食品有面包、意面、燕麦片、早餐谷物片和墨西哥玉米饼等。这些食品也叫做"主食"，可以为我们提供一种作为最基本能量来源的营养元素——碳水化合物。荞麦、布格麦、法罗麦或二粒小麦、卡姆小麦、小米、黑麦、藜麦、斯佩尔特小麦等谷物虽不常见，但具有重要营养价值，对生物多样性也有重要意义。了解更多谷物知识，请访问：

http://wholegrainscouncil.org/whole-grains-101/wholegrains-a-to-z

食用提示：

* 尽量保证摄入谷物的一半以上是全谷物、未精制谷物。全谷物含有完整的谷粒，比精制谷物更有益健康。典型的全谷物食品有全麦面包、全谷物麦片和饼干、燕麦片、布格麦和糙米。

* 对谷物进行精制加工会导致许多天然营养元素流失。典型的精制谷物有白面包、精白米、营养强化意大利面、墨西哥玉米面薄饼和大多数面条。有时，加工过程中流失的营养元素会被重新添加进精制谷物中，这类食品被称作"强化"食品或"营养强化"食品。如果要购买精制谷物产品，就选标签上写着"强化"的那些产品。不过，总的来说，还是选择全谷物最好！

背景介绍

你知道吗？

你听说过藜麦吗？这是一种富含蛋白质和微量元素且营养价值很高的谷物。联合国和联合国粮农组织宣布2013年为"国际藜麦年"（www.fao.org/quinoa-2013/home/zh/），以此强调藜麦的重要性。藜麦的生产成本较低，且在各种气候条件甚至恶劣环境下都容易存活。因此，联合国粮农组织认定藜麦在抗击饥饿、营养不良和贫困中能发挥重要作用。藜麦生产主要集中在安第斯山脉的有机农业小农户，而藜麦也为他们实现了增收。了解更多关于藜麦的信息，请访问以下网址：

www.fao.org/news/story/zh/item/170296/icode

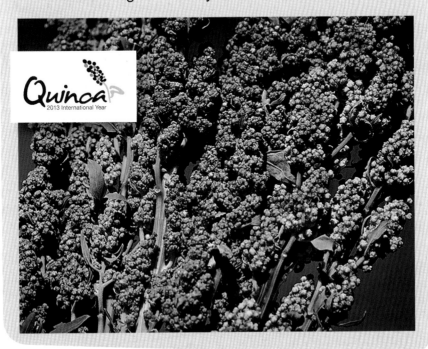

块茎和大蕉

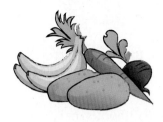

马铃薯、甘薯、山药、箭叶黄体芋、芋头、木薯、黄肉芋是典型的块茎。块茎作物是非洲、亚洲、欧洲和拉丁美洲约七亿人口的主食和主要的卡路里来源。块茎富含碳水化合物、维生素和矿物质，是人类膳食的重要组成部分。

大蕉是非洲、中美洲、加勒比和南美洲沿海地区的另一重要淀粉类主食。大蕉和香蕉同属一科，但大蕉不如香蕉甘甜，且一般经烹饪后食用。

食用提示：

* 购买块茎类作物时应挑选结实、质量较重且表皮光滑的，不要买已经干瘪或发绿的马铃薯。
* 除凉薯之外的大多数块茎都要烹饪后再食用。
* 块茎的烹调方式有很多，例如蒸、煮、焙、烤，你可以根据喜好进行选择。
* 不要将块茎放在冰箱里保存，尽量将其放在干燥通风处避光储存。
* 购买大蕉时应挑选结实成熟的，外表呈深绿色且形状规则，拿起来感觉沉甸甸的。不要买过熟、残损或有分叉的，因为储存期限太短。将大蕉放在通风处常温保存，并在4～5天吃完。
* 大蕉的烹调方式和块茎相似，甚至可以直接带皮烧烤。

你知道吗?

块茎作物和块根作物有很多区别。

块茎由地下茎膨大而形成，为亲本植株储存能量，如果亲本植株凋亡，块茎也可以繁殖新植株。而块根作物可以从土壤中吸收营养元素，却不能储存能量或繁育植株。

块茎作物的一株植株可以长出多个块茎，比如马铃薯。而块根作物的一株植物只能长出一个块根，比如胡萝卜。块茎的淀粉含量也比块根高，所以两者分属不同的食物类别。

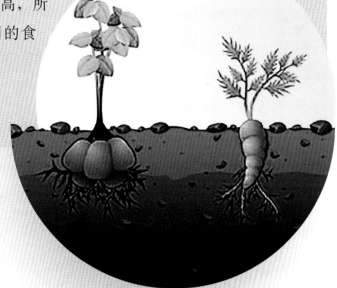

肉类、鱼类和蛋类

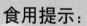

该食物类别包括所有由肉类、禽类、鱼类和蛋类制成的食品。这类食物十分重要，它富含蛋白质，而蛋白质由氨基酸组成，氨基酸负责产生能量，构成人体组织并修复机体。

食用提示：

选择动物蛋白产品时

（例如，各种肉类、禽类、鱼类和蛋类）：

✳ 经常食用肉类、禽类、蛋类和鱼类，即便食用量很小，也可以满足身体对蛋白质的需求，而且这些食物还富含某些矿物质。

✳ 食用各种各样的鱼类及海鲜，特别是三文鱼、鲭鱼、鲱鱼、鳟鱼、沙丁鱼和鳀鱼等富含Omega-3脂肪酸的多脂鱼，有助于预防心脏病并促进身体健康。

✳ 要摄入不同种类的红肉、白肉和禽肉。

✳ 食用瘦肉或低脂肉和禽肉在保证了蛋白质及其他营养元素摄入的同时，又减少了脂肪和卡路里的摄入。例如，鸡胸肉、火鸡胸肉、山羊肉、猪里脊和精瘦牛排都属于瘦肉。

✳ 我们要注意盐的每日摄入量，因为火腿、香肠、腌肉等加工肉制品往往盐（以及其他化学物质）含量较高。注意留心产品标签上盐的含量。

延伸阅读：

www.choosemyplate.gov/food-groups/protein-foods.html

豆类和坚果

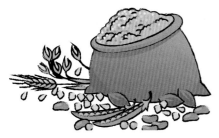

豆类（例如菜豆、豌豆或小扁豆等）、坚果、籽类以及大豆和豆腐制品也是重要的蛋白质来源。植物蛋白价格相对低廉，且低脂肪、高纤维，还含有其他有用的营养元素。第四章还将告诉我们植物蛋白也对环境更为友好。然而，并非所有食物（特别是植物）都含有人体所必需的全部氨基酸，所以我们要通过平衡饮食来保持健康。

食用提示：

✱ 选择不加盐的坚果和籽类。

✱ 购买菜豆、豌豆和小扁豆制成的罐头或者豆干。

✱ 在上述食物中选取几种来提供完整的氨基酸（例如，豆子汤，坚果/豆子面包，你还能想到其他符合条件的食物吗？）

延伸阅读：

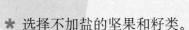

www.choosemyplate.gov/food-groups/protein-foods.html

2016年国际豆类年

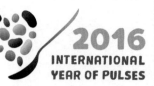

小扁豆、菜豆、豌豆和鹰嘴豆等豆类是我们菜篮子的重要组成部分。豆类是世界各地人们获取植物蛋白和氨基酸的重要来源，理应成为健康膳食的组成部分。联合国将2016年设为"国际豆类年"，以此强化公众对豆类营养价值的认识，推动可持续的粮食生产，保障粮食安全和营养。可访问"国际豆类年"官网http://www.fao.org/pulses-2016/zh/了解更多相关新闻、活动、资源、食谱等，还可访问http://iyp2016.org/resources/national-committee-kits下载工具和课程。

豆类与健康膳食

豆类富含**复合碳水化合物、微量元素、蛋白质和B族维生素**。

所以，豆类是**健康膳食的重要组成部分**。

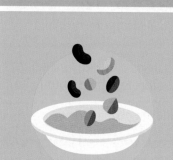

豆类烹调方法简单，可作为肉类的替代食材。

来源：联合国粮农组织，2016。

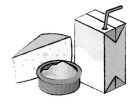

乳制品

该食物类别包括所有的乳类及其制品。例如，奶酪、奶油、酸奶、冰淇淋等都是很受欢迎的乳制品。尽管大多数乳制品都来自牛奶，但也有许多用山羊奶、绵羊奶、水牛奶和牦牛奶做成的奶酪和黄油等产品。乳制品还包括以乳为原料制成且仍保留一定钙含量的产品，因此钙强化豆奶属于乳制品（关于钙元素的更多信息见第76页）。除了含钙量高外，乳制品也富含蛋白质和脂肪。

食用提示：

＊ 选择低脂乳制品，因为乳制品脂肪含量可能较高。
＊ 注意检查酸奶和乳类饮品的含糖量。

你知道吗？

很多人因乳糖不耐受而不能吃乳制品。乳类含有部分人群无法消化吸收的乳糖。如果你对乳糖敏感，可以耐受少量的乳类（比如120毫升），市面上也可以买到零乳糖或低乳糖产品，比如低乳糖或零乳糖乳类、酸奶和奶酪，以及钙强化豆奶。

脂肪和油脂

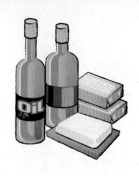

身体需要脂肪和油脂来维持许多重要功能的运转，所以脂肪和油脂是构成平衡膳食的重要内容：

* 脂肪可提供能量。
* 脂肪可保持细胞的健康，事实上，我们身体内每个细胞的细胞膜都由脂肪组成。没有健康的细胞膜，细胞就无法正常工作。
* 脂肪对大脑和中枢神经系统的发育有重要意义。
* 脂肪可帮助身体吸收维生素。维生素A、维生素D、维生素E和维生素K都是脂溶性维生素，也就是说食物中的脂肪可促进肠道吸收这些维生素。
* 脂肪可促进身体分泌激素，构建人体组织。
* 脂肪可以保暖：皮肤下的脂肪层（皮下脂肪）可帮助身体隔绝外部的寒冷。
* 脂肪可为脏器提供缓冲保护。许多重要器官，特别是肾、心脏、肠道都在脂肪的缓冲保护下免受伤害，并稳定在特定位置。

虽然膳食中需含有一些脂肪，但也一定不能过量。最重要的是，要摄入合适的脂肪（见第63页食用提示）。高脂食物摄入过多会导致体重过分增长，对健康造成影响。脂肪提供的卡路里是蛋白质或碳水化合物所提供卡路里的两倍以上，所以我们要限制脂肪的摄入。令人遗憾的是，某些食品公司通过大众传媒向儿童过度营销高脂肪食物。

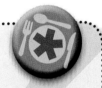

食用提示：

植物源和动物源食物中都含有天然脂肪。几乎所有食物都含有脂肪，哪怕含量很少。脂肪的种类很多，正确选择脂肪类型甚至比控制膳食中的脂肪摄入量还重要。

✳ 膳食中摄入的脂肪应主要来自不饱和脂肪，特别是橄榄和籽类（例如葵花籽、芝麻和南瓜籽），坚果（例如杏仁、榛子、山核桃、核桃）和含有Omega-3脂肪酸的多脂鱼（三文鱼、鳟鱼、鲭鱼、鲱鱼、沙丁鱼、金枪鱼、鲲鱼）。烹饪时要选用菜籽油、橄榄油、红花籽油、芝麻油或葵花籽油等不饱和脂肪含量较高的油脂。

✳ 少食用猪肉、牛肉、奶酪、黄油、猪油、奶油、冰淇淋及其他全脂乳制品等含有饱和脂肪酸的动物产品，也可以改吃瘦肉或白肉（鸡肉和鱼肉等）和低脂乳制品来减少饱和脂肪酸的摄入。

✳ 不食用或尽可能少食用人工反式脂肪（也叫做"部分氢化油"）。在金属催化剂的作用下，在植物油中注入氢分子，可人工合成反式脂肪。这个加工过程可改变油脂的化学结构，使其从液态变为固态。含有人工反式脂肪的典型食物包括部分人造黄油、熟食馅饼、蛋糕、蛋糕粉、饼干、披萨、薯条、油炸饼、甜甜圈等加工食品，以及其他所谓的"快餐"（应避免食用以上食物）。反刍动物（奶牛和山羊等）的胃里以及肉类和乳制品中也含有反式脂肪。应选择食用瘦肉和低脂乳制品来减少反式脂肪的摄入。

✳ 你还可以通过改变烹调习惯来减少脂肪的摄入。例如，剔除肉块里的脂肪；用植物油（不用动物油）；多采用蒸煮和烘烤的方式，少用油炸和油煎的烹饪方式。

参见 http://www.who.int/mediacentre/factsheets/fs394/en

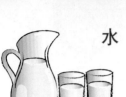

水

水并不是一种食物，甚至算不上一种营养元素，但却是生命之源，健康之基。如果不进食，我们的身体尚可维持几个星期，但如果不喝水，却只能维持短短几天。所以，我们每天摄入的水分应多于其他任何营养元素。水是将营养元素运往身体各处的载体，是眼睛的润滑剂，关节的缓冲垫。水促进废弃物的排泄，通过排汗帮助稳定体温，调节身体各项功能。由于身体不能储存多余水分，我们每天都要通过饮食来补充水分。

健康专家建议，每天要喝2升水（也就是每天八杯水），如果天气炎热，还要多于2升。你每天喝够八杯水了吗？疾病会以水为媒介传播，所以要确保饮用水、洗菜水和烹调用水是安全的。如果不放心，饮用或使用前将水煮沸或过滤是去除细菌和其他病原体的好方法。处理后的水应储存在干净的容器中，盖上盖子，防止二次污染。此外，还要确保水不会接触到重金属和化学物质等污染物。可以向所在地有关专家或水资源主管部门咨询了解当地水源安全问题。阅读世卫组织关于饮用水质量的指南，了解关于具体污染物的信息和其他安全用水问题：

www.who.int/water_sanitation_health/publications/dwq_guidelines/en

你知道吗？

人体水分含量为50%～75%。水是血液的最基本成分，将重要的营养元素运送至身体各个部位，保证身体各项功能的健康和运转。

减少糖和盐的摄入

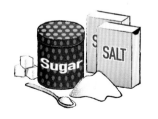

糖可以提供能量。但是，我们应该摄入天然糖分，比如果蔬和乳制品里的糖分；还要限制糖的每日摄入量，超出身体所需的糖分会被转化为脂肪堆积在身体里。游离糖摄入量应控制在总摄入能量（即每日从饮食中获取的卡路里总量）的10%以下。对于一个体重正常，日均摄入约2 000卡路里的人来说，相当于50克（或约12茶匙）糖分。但是，若想吃得更健康，理想的游离糖摄入量应低于总摄入能量的5%。在食品和饮品的生产、烹调及食用过程中添加的糖，以及蜂蜜、糖浆、果汁和浓缩果汁中的天然糖分都是游离糖。详见：www.who.int/elena/titles/guidance_summaries/sugars_intake/en

减少盐（钠元素）的摄入可大大降低高血压、心血管疾病、中风和冠心病的发病率。建议成人每日盐摄入量不超过5克。注意查看各类食品的含盐量，避免摄入过量。加工肉制品、零食和快餐等加工食品通常含盐量很高。可能的话，最好使用未经加工的新鲜食材，以避免盐和糖的添加。详见：www.who.int/nutrition/publications/guidelines/sodium_intake/en

你知道吗？

食物加盐会更美味，而且钠元素也是人体必需的矿物质，但体内钠元素含量过高也会产生负面影响（例如导致高血压——高血压是引发心脏病、中风和肾脏疾病的主要危险因素）。世卫组织建议，每日盐摄入量应低于5克，而且只食用加碘盐（同时补充碘元素）。切记，许多加工食品已经含有盐分，所以一定要留意食品外包装的含盐量信息。一般来说，制备食材过程中尽量不要放盐。

食用提示：

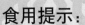

* 控制糖、含糖食物和饮料的摄入。许多软饮料的含糖量都很高，通过以下链接，来看看几个最受欢迎的品牌饮料的含糖量：http://www.sugarstacks.com/beverages.htm
* 不要一次性吃太多酥饼、饼干等甜食。这类食物虽能迅速补充能量，但其他营养元素含量却很少，且通常糖分和脂肪含量很高。
* 很多加工食品虽然吃起来不甜，但其实也额外添加了糖和盐，或是含有"隐形"糖和盐（例如，番茄酱、汉堡和花生酱通常含糖量很高），所以要仔细查看食品标签，了解食品成分。
* 多吃新鲜水果，少喝果汁，果汁里通常会放糖。
* 少吃糖，这也有助于牙齿健康，预防蛀牙。

食物如何进入我们的身体？

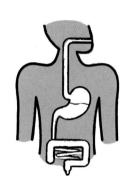

这个问题乍听起来很简单，就是靠吃就行了。其实，身体吸收营养元素的过程非常奇妙。让我们一起来体验食物的人体之旅吧。第一站，口腔咀嚼食物，食物开始被唾液里的酶分解，而后进入胃部。

胃酸，以及蛋白酶（分解蛋白质）、脂肪酶（分解脂类或脂肪）和淀粉酶（分解碳水化合物）等其他酶继续分解食物。各种营养元素的消化时间不同，一顿含有碳水化合物、蛋白质和脂肪的普通餐食通常在2～4个小时后离开胃部。

下一站，小肠（约3米长）。这是蛋白质、碳水化合物、脂肪、水、维生素和矿物质等所有营养元素的吸收场所。

剩下的部分继续前进至大肠，大肠会将剩余食物转化为粪便，同时吸收内脏细菌分泌的必需维生素以及剩余废弃物中的水分。至此，行程结束。

营养元素

从上文中我们了解到，应通过合理的膳食搭配获取适当的营养元素。你会发现很多不同种类食物都能提供同一种营养元素。所以，现在让我们回顾一下这些营养元素，并试着回答几个问题：我们为什么需要这些营养元素？这些营养元素与我们讨论过的几个主要食物类别之间的关系是什么？正式开始前我们需要注意的是，营养元素分为两种。大量元素：可以提供能量的结构性营养元素，包括碳水化合物、脂肪和蛋白质。微量元素：身体需求量很小，但对于维持身体正常机能和健康不可或缺的元素，包括维生素、矿物质、痕量元素、植物素和抗氧化剂等。

你知道吗？

有趣的小知识：你知道抗营养物质吗？这类天然物质能抑制机体对其他物质的吸收。例如，植酸（常见于坚果、籽类和谷物的外壳中）和草酸（存在于菠菜中）对钙、镁、铁、铜、锌等矿物质的结合亲和力很高，会阻止人体吸收这类矿物质。芥菜、甘蓝和辣根等植物中存在的硫代葡萄糖苷（也是这些植物气味刺鼻的原因）会阻碍碘元素的吸收。因此，必须合理搭配饮食，以保证身体能够吸收其所需的全部营养元素。

碳水化合物

很多食物都含有碳水化合物，但谷物是碳水化合物含量最高的一类食物。

* 碳水化合物是人体最重要的能量来源，为每一个细胞供能。人体将碳水化合物分解为葡萄糖，用于提供能量。多余的葡萄糖储存在肝脏和肌肉中，以备不时之需。但是，如果碳水化合物摄入量超出身体的能量需求，碳水化合物就会被转化为脂肪而长期储备，因为肝脏和肌肉储存葡萄糖的能力有限。

* 体能活动、生长发育、机体组织更新和维护都离不开碳水化合物提供的能量。

* 呼吸、血液和氧气循环、消化食物和新陈代谢等基本功能也需要能量。

* 碳水化合物有助于肌肉运动，是大脑正常运转所必需的元素。

三种碳水化合物

碳水化合物通常来自植物，有三种存在形式：淀粉、纤维和糖类。

淀粉类碳水化合物：淀粉是一种白色无味的物质，是膳食中重要的能量来源。淀粉是一种多聚糖（单糖聚合为链状），大多数绿色植物都会产生淀粉，用于储存能量。淀粉是人类膳食中最常见的一种碳水化合物，马铃薯、小麦、玉米、大米和木薯等主粮中淀粉含量很高。

纤维类碳水化合物：纤维由相互连接的长链分子组成，而这些长链分子形成了植物的果皮和茎等部位。虽然不能被人体吸收，但纤维仍是健康膳食的重要组成部分。纤维经过内脏，促进人体排便，"清扫"消化道。绿叶蔬菜、芦笋、洋蓟、茄子、树莓和西蓝花等果蔬富含纤维类碳水化合物。干燥后的菜豆、豌豆和小扁豆等豆类，以及许多未精制谷物产品（如糙米）中的麸（糠）也都是不错的纤维来源。

糖类碳水化合物：糖的形式有很多，果糖、蔗糖、葡萄糖、乳糖和麦芽糖是几种不同的糖分子。我们吃的食物、喝的饮料中既有天然糖分，也有额外添加的糖分，比如苏打水、蛋糕、饼干和酥饼的制作过程中就加了糖。所谓的"游离糖"也包括蜂蜜、糖浆、果汁和浓缩果汁中天然存在的糖分。世卫组织建议，各年龄段人群都应减少糖分的摄入，理应摄入的少量糖分也应该是水果等食物中的天然糖分。上文提及的淀粉等长链糖，虽然味道不甜，但更有利于身体健康（尤其是尚未加工、形态完整、可供生食的状态下）。所以，我们应该主要从这几类食物中获取能量。

蛋白质

蛋白质是一种关键营养元素，

因为：

* 人体内每一个细胞都是由蛋白质构成的。
* 人体内的蛋白质帮助构建和修复机体组织，包括肌肉、骨骼、器官、血液、皮肤和毛发。
* 因此，蛋白质对儿童时期、青春期和妊娠期的健康生长发育尤其重要。
* 蛋白质可以凝血止血，增强免疫系统，对抗疾病。激素的分泌也需要蛋白质。
* 蛋白质还是人体内运输系统的重要组成部分，将氧气和营养元素运送至身体各个细胞。

蛋白质是各种氨基酸组成的长链物质，人体使用22种不同的氨基酸来合成蛋白质。人体自身可以合成13种氨基酸，但还有9种无法在体内合成。这22种氨基酸叫做必需氨基酸（见第72页），要通过摄入某些高蛋白食物来获得。如果我们不食用含有必需氨基酸的食物，身体就会开始分解现有的蛋白质，如肌肉组织。所以，在日常膳食中补充这些必需氨基酸特别重要。

不同的食物所含氨基酸也不同，所以每天都需要多样化膳食。肉类蛋白质含有所有种类的氨基酸，包括必需氨基酸。坚果、谷物、豆类、水果和蔬菜中的蛋白质是不完全蛋白质，也就是说其所含氨基酸种类不完整。所以，素食者要注意搭配多种食物以全面获取组成蛋白质的氨基酸（见第73页）。不过，总的来说，含有肉类、乳制品、谷物和豆类的多样化膳食能提供完整的氨基酸，减少脂肪等营养元素的摄入。例如，燕麦片搭配酸奶就是获取完整氨基酸的健康之选。

组氨酸 异亮氨酸 亮氨酸

赖氨酸 蛋氨酸 苯丙氨酸

色氨酸

苏氨酸 缬氨酸

必需氨基酸	含有相应氨基酸的食物
组氨酸	肉类、菜豆、帕尔玛干酪、大豆蛋白、籽类、海藻和芝麻
异亮氨酸	杏仁、腰果、鸡肉、鹰嘴豆、蛋类、白鱼、小扁豆，大多数籽类和大豆蛋白
亮氨酸	肉类、禽类、鱼类、乳制品、菜豆、花生和大豆蛋白
赖氨酸	肉类、蛋类、禽类、大豆、菜豆、豌豆和奶酪
蛋氨酸	肉类、鱼类、乳制品、菜豆、菠菜、西葫芦、坚果和籽类
苯丙氨酸	肉类、乳类、蛋类、核桃、花生、鹰嘴豆和大豆蛋白
苏氨酸	肉类、蛋类、大豆、菠菜、芜菁、蘑菇、羽衣甘蓝和菜豆
色氨酸	红肉、蛋类、鱼类、禽类、芝麻、鹰嘴豆、籽类、巧克力、燕麦、红枣干、乳类、酸奶、家制干酪、香蕉和花生
缬氨酸	肉类、乳制品、谷物、蘑菇、花生和大豆蛋白

素食者

一般而言，素食者不吃肉类、鱼类和禽类，但是素餐也分很多种，包括：

* 奶素食餐。不含肉类、鱼类、禽类、蛋类及其副产品，但含有乳类、奶酪、酸奶和黄油等乳制品。
* 奶蛋素食餐。不含肉类、鱼类和禽类，但允许有乳制品和蛋类。
* 蛋素食餐。不含肉类、禽类、海鲜和乳制品，但允许有蛋类。
* 严格素食餐。不含肉类、禽类、鱼类、蛋类和乳制品，以及相关副产品。

应根据素餐的类型正确选择食物，确保摄入身体必需的全部营养元素。例如，素食者应该多吃干菜豆、全谷物和绿叶蔬菜，以摄取最常见于肉类中的铁元素和蛋白质。不喝奶的人应该喝豆奶、吃豆制品来获取钙元素。素食者还要格外注重混合搭配多种食物，以获取适量的必需氨基酸，食用各种籽类、坚果和豆类（特别是菜豆、小扁豆和豌豆）就可以摄入适当的氨基酸。芝麻、南瓜籽和葵花籽等籽类是健康之选，杏仁和腰果等坚果富含蛋白质，而且脂肪含量低于其他坚果。

说到底，食物的混合搭配很重要！

你知道吗？

　　鸡蛋虽不起眼，却是最优质的蛋白质来源之一。鸡蛋也富含多种维生素（如维生素A和维生素D）和矿物质（如钙元素）。一颗中等大小的鸡蛋约含6克蛋白质，能提供完整的22种氨基酸，且易于消化吸收。做成鸡蛋饼是不错的佐餐佳肴，水煮蛋或者水煮荷包蛋更佳。

一个鸡蛋（50克）
提供人体每日所需的

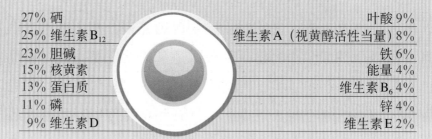

27% 硒	叶酸 9%
25% 维生素 B$_{12}$	维生素A（视黄醇活性当量）8%
23% 胆碱	铁 6%
15% 核黄素	能量 4%
13% 蛋白质	维生素 B$_6$ 4%
11% 磷	锌 4%
9% 维生素 D	维生素 E 2%

基于5个数据库中成年男性和女性每日营养需求的近似平均值
（澳大利亚、加拿大、中国、美国及欧盟）

维生素

维生素是人体不能大量合成的一类有机化合物，但可以从膳食中的动物和植物性食物中摄取。维生素是维持身体机能正常运转的基本元素，有助于预防重疾、延长寿命、改善健康。水果、蔬菜、豆类和谷物富含维生素。维生素种类很多，且功能各不相同。主要的维生素有：

* 维生素A对于皮肤健康、骨骼成型、免疫系统、生殖、生长和视力都很重要。事实上，儿童缺乏维生素A可能导致永久性失明。橙色和黄色的果蔬、绿叶蔬菜、乳类、蛋类、肝等内脏都是最佳的维生素A来源。

* 八种B族维生素协同参与能量代谢、调节身体机能、构建和修复组织。富含B族维生素的食物有各种肉类（特别是肝）、鱼类、蛋类、坚果、籽类、豆类、乳类和乳制品，以及绿叶蔬菜。

* 维生素C对身体组织健康很重要，是使细胞与组织紧密连结的"粘合剂"，还有助于预防疾病。由于身体不能储存维生素C，所以要经常补充含维生素C的食物。水果（尤其是柑橘类）、大部分蔬菜以及带皮马铃薯等食物富含维生素C。

* 维生素D和钙元素等矿物质共同负责保持骨骼、免疫系统、大脑、神经系统、皮肤、肌肉和生殖器官的健康。晒太阳促进身体合成维生素D是获取维生素D的最佳途径，所以维生素D又叫"阳光维生素"。不过，在晒太阳时也要注意，阳光里的紫外线可能有害，最好使用防晒霜等防护产品！

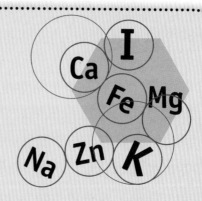

矿物质

矿物质是一类天然的无机化学物质（"无机"的意思是既非动物也非植物，但维生素是有机物质）。

矿物质的主要作用如下：

* 矿物质可以调节人体机能，比如心脏跳动、神经反应、血液凝固、体液调节和能量代谢。
* 矿物质是骨骼、牙齿、指甲、肌肉和血红细胞的组成部分。
* 矿物质不会在人体内分解和变性，也不会受到高温和空气的破坏。
* 不同食物所含矿物质不尽相同，所以要多样化摄入营养食物来补充人体所需的各类矿物质。目前已知的人类营养必需的矿物质有至少15种，其中：
  * 钙是形成骨骼和牙齿、维持神经和肌肉功能的必需元素。儿童尤其需要多喝奶，为骨骼和牙齿生长补充必需的钙元素。除了乳制品（例如奶类、奶酪和酸奶）外，小型硬骨鱼和绿叶蔬菜也含有钙质。谷物、橙汁、米饭和杏仁饮等钙强化食品和饮料也能补充钙质，但未必能够提供乳制品所含的其他营养元素（如蛋白质、脂肪和B族维生素）。

背景介绍

* 碘是大脑和身体正常生长、发育和运转所必需的元素。碘缺乏会导致心智发育迟滞，身心发育不良。碘的最主要来源是加碘盐，不过某些鱼类和海藻中也含碘。

* 铁是身体内氧气的载体，是促进生长发育和提高抗感染力的重要元素，对孕产妇和婴幼儿尤其重要。缺铁可能导致生长缓慢和生育力降低。红肉、肝脏、鱼类、禽类、蛋类、小扁豆、菜豆和菠菜等深绿叶蔬菜中都含铁。

* 镁是促进骨骼生长发育的重要元素，身体需要镁元素来完成能量转换。果蔬和坚果中都含镁。

* 钾有助于保持心脏跳动，调节血压。果蔬中含有钾元素。

* 锌有助于维持细胞活力，改善免疫系统，是正常生长发育的关键。锌是维持中枢神经系统和大脑正常运转的重要元素，在婴幼儿时期和妊娠期尤其重要。鱼类、贝类、红肉、肝脏和豆类中含有锌元素。

* 钠有助于调节体液，保持血压稳定，支持肌肉和神经功能运转。食盐中含有钠元素。

食品类别和营养元素小结

哇！读到这里，信息量确实不小。为了帮助记忆，我们在右页表格中列出了各营养元素主要来源于哪些食物类别。不过要注意，表格中的各类食物也能提供表中未提及的其他营养元素，而且在不同食物或食物类别之间营养元素的含量不尽相同。

其他食物类别可能也含有少量营养元素。因此，多样化平衡膳食十分重要。除了适量摄入不同类别的食物，还要搭配食用同一类别下的不同食物（毕竟，多样化是使生活多姿多彩的诀窍）。

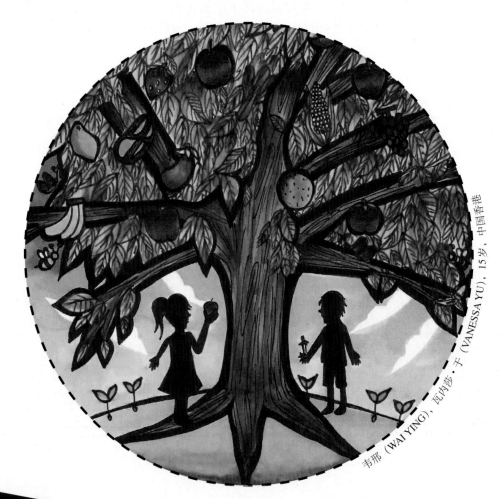

韦邪（WAI YING），瓦内莎·于（VANESSA YU），15岁，中国香港

背景介绍

	水果	根茎类蔬菜	深色绿叶蔬菜	谷物	豆类（菜豆、小扁豆等）	坚果和籽类	肉类	鱼类	乳制品	蛋类	脂肪和油脂
淀粉类碳水化合物		✓		✓	✓	✓					
纤维类碳水化合物	✓	✓	✓	✓	✓						
糖类碳水化合物	✓								✓		
所有必需氨基酸							✓	✓	✓	✓	
其他氨基酸				✓	✓	✓					
不饱和脂肪酸						✓		✓			✓
维生素A	✓	✓	✓					✓		✓	
B族维生素			✓	✓	✓	✓	✓	✓	✓	✓	
维生素C	✓	✓	✓								
维生素D								✓	✓	✓	
钙			✓					✓	✓		
碘								✓		✓	
铁			✓	✓	✓	✓	✓			✓	
镁	✓	✓			✓	✓					
钾	✓	✓			✓						
锌					✓	✓	✓				

构建平衡膳食

比例是多少？

在对所有的食物类别和营养元素有所了解后，我们接着来说一说该如何分配每一类食物的摄入量。许多国家都制定了膳食指南，列出各类食物在标准餐食中应占的比重（例如，以金字塔、树和餐盘等各种图形绘制的膳食指南）。一般而言，建议每日要摄入至少5份果蔬。淀粉类碳水化合物可占每日总能量摄入的一半左右，因此要尽可能多吃全谷物。当然还需要富含蛋白质的食物——动物（肉类、鱼类和乳制品）或植物产品（豆类、坚果和籽类）均可作为良好的蛋白质来源。

脂肪应占每日总能量摄入的30%以下，而游离糖的占比应控制在10%以下。将每日盐摄入量控制在5克以内，有助于预防年老后罹患心脏病和中风。记住，要实现平衡膳食，不仅要适当搭配不同种类食物，对于同属一个类别的不同食物也要实现多样化搭配。以蔬菜为例，用不同的方法烹饪一年四季的时令蔬菜，想来也是一件趣事。

延伸阅读：

Q 联合国粮农组织《为了健康吃得更好：营养与健康饮食课》，重点关注第七课《正确的食物选择和健康餐食》：www.fao.org/docrep/017/i2241e/i2241e.pdf

Q 世卫组织健康膳食实况报道
https://www.who.int/nutrition/publications/nutrientrequirements/healthydiet_factsheet394.pdf

Q 健康膳食五大要点
www.who.int/nutrition/topics/5keys_healthydiet/en

吃多少？

我们已经了解了饮食比例，那么应该吃多少合适呢？其实，食物摄入量取决于年龄、性别和体能活动水平。

无论年龄多大，都要尽可能地利用好摄入的食物，也就是说要尽量选择营养元素含量最高的食物。举例来说，新鲜的全食能够提供许多必需营养元素，而食物的加工或储存过程会导致这些营养元素流失。还要记住，加工食品通常都是高脂肪、高糖、高盐，还含有化学防腐剂等添加剂。一些烹饪方法也有助于维持较高的营养水平，例如将蔬菜蒸熟，而非水煮或煎炒（详见第110页）。

延伸阅读：

Q 世卫组织健康膳食实况报道：

www.who.int/mediacentre/factsheets/fs394/en

Q 每日五蔬果：

www.nhs.uk/LiveWell/5ADAY/Pages/5ADAYhome.aspx

Q 百种零食推荐：www.100daysofrealfood.com/2012/07/31/85-snacks-for-kids-and-adults

Q 《选择我的膳食》：www.choosemyplate.gov

Q 联合国粮农组织《为了健康吃得更好》：

www.fao.org/docrep/017/i3261e/i3261e00.htm

Q 食物类别：

www.cdc.gov/nutrition/everyone/basics/foodgroups.html

Q 与营养有关的一切：www.superkidsnutrition.com

Q 给素食者的提示：www.choosemyplate.gov/healthy-eating- tips/tips-for-vegetarian.html

二至十岁的儿童

* 儿童在成长过程中对能量和营养需求很大，但他们胃口很小，一顿饭吃不下很多食物。
* 这个年龄段的男童和女童对食物和营养的需求量都是相同的。
* 他们每天至少要吃三顿饭，其间要吃两三次健康零食。
* 饿着肚子上学，很难集中精力学习。每天上学前都应先吃一顿营养餐。
* 多样化膳食对孩子的健康成长十分重要。

十一至二十岁的青少年

* 青春期是快速生长阶段，身体逐渐发育成熟进入成年期，对营养和能量的需求很大。这一时期，骨骼会建立起强大的钙质存储基础，这对女孩来说尤其重要。
* 所以要在这个时期学会正确选择食物，建立良好的饮食习惯和规律的膳食模式，且在日后继续遵循。应避免形成无法满足所有营养需求的膳食。
* 摄入富含维生素和矿物质等微量元素的食物十分重要。
* 对于青春期女孩来说，良好饮食不仅促进她们的个人成长，也为长大后为人母养育子女打下基础。青春期女孩尤其需要摄入富含铁元素的食物，以满足因快速生长和经期失血而产生的对铁元素的大量需求。
* 青春期男孩的发育过程与女孩不同，男孩可能需要更多的卡路里和高蛋白食物。

卡路里是什么

现在我们已经充分了解了从食物中获得的营养元素，那我们思考问题时、开展活动时和长身体时所需的能量又是什么呢？我们用卡路里来计算从食物中获取的能量。广义上来讲，卡路里是为身体提供燃料的能量（类似于汽油为发动机提供燃料）。食物中的卡路里可以支持我们的：

* 生长发育：卡路里为细胞和肌肉生长提供能量。

* 重要的生命过程：例如心脏跳动、呼吸、新陈代谢、消化、思考、血液循环以及生长发育。这些过程所需的能量称作"基础代谢率"（BMR）。

* 体能活动：例如走路、游泳、玩耍、工作、跳舞、骑车等。

你知道吗？

1卡路里的科学定义是：将1克水提高1℃所需的能量。

身体通过新陈代谢过程，从食物中获取所需的能量或卡路里。不同类型的食物提供的能量也不同。例如，1克碳水化合物提供4卡路里，1克蛋白质提供4卡路里，1克脂肪提供9卡路里。如果你知道一顿饭吃了多少碳水化合物、脂肪和蛋白质，就可以计算出卡路里（或能量）的摄入量。一个人平均每天应摄入2 000卡路里。不过，每个人的实际需求量取决于身高、体重、性别、年龄和体能活动水平等因素。

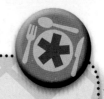

饮食提示：

* 记住一条普遍原则：卡路里摄入量和运动及其他体能活动消耗量要保持平衡。维持能量平衡对于保持健康体重十分重要。

* 选择健康零食。除正餐外，零食也在良好膳食中占有重要一席。对于能量和营养元素需求较大的人，以及一顿饭吃不下足够食物以满足自身需求的人（比如小孩或病人），零食就很重要。应将能补充良好膳食的营养食物作为零食。但零食不能取代正餐，健康的零食有：

  * 一个苹果、一个梨或任何一人份的水果。
  * 干果和坚果——应适量食用，大量食用可能会增肥。
  * 一杯酸奶——检查糖和脂肪含量。你可以在纯酸奶中加入新鲜水果。
  * 生的蔬菜，例如青椒、小萝卜、芹菜和胡萝卜。这些蔬菜单独食用味道很好，但也可以根据喜好搭配一些健康的蘸料食用，比如鹰嘴豆泥（用鹰嘴豆和芝麻制成）和牛油果酱（用牛油果制成）。
  * 小份的全麦面包三明治，里面放上瘦肉和生菜、牛油果和番茄片、低脂奶酪和其他任何健康食材。

* 避免食用高饱和脂肪和高糖食物，例如油炸类零食、软饮料、含糖早餐麦片等。

保持健康的体形

对大多数人来说，健康的体形就是不能太胖也不能太瘦。这两者中任何一个极端都表示健康状况欠佳，有生病的风险。健康的体重由年龄、性别和身高共同决定。通过精心选择食物，合理规划三餐和零食，注意卡路里摄入量以及定期进行体育锻炼，可以保持健康的体重，并获取身体所需的全部营养元素。

身体未能立即消耗的多余能量会以脂肪的形式储存起来。在饥饿中求生时，这些能量十分重要。食物匮乏时，身体会将储备的脂肪转化为能量。然而，身体储存脂肪过多也会有超重和肥胖的风险。

你知道吗？

人们对体形有不同的态度和看法。有的文化将身材丰满视为美丽、健康和财富的象征，有的则认为苗条才是美。这些看法都没有考虑健康和营养问题，因此可能会导致不良的膳食和饮食习惯。你所处的文化是如何看待体形的？尤其是在年轻人中，这种看法会引起哪些问题？该如何防止出现这些问题？

通过身高和体重来衡量体形

身体质量指数（体质指数，BMI）是用于衡量体形的最常见方法。

体质指数等于体重（千克）除以身高（米）的平方：BMI=体重（千克）/[身高（米）]²

以一位体重67千克、身高1.7米的成年人为例，BMI = 67 / (1.7 × 1.7) = 23（体重正常）

如果以磅和英寸为单位计算，则公式为：体重（磅）/[身高（英寸）]² × 703

例如：体重=150磅，身高=5英尺5英寸（65英寸）

计算：[150 ÷ (65)²] × 703 = 24.96

BMI 结果	体重状况	
18.5 以下	体重不足	
18.5 ~ 24.9	体重正常	
25 ~ 29.9	超重	
30 及以上	肥胖	

我的体质指数是多少？

需要注意的是，BMI只适用于人口层面的粗略衡量，对于个人来说，这个数字会随着时间推移发生变化，应当采用更准确的测量方法。青少年儿童BMI的计算方法不同，因为男孩和女孩的健康体重范围会随着年龄的增长而变化。对于年轻人来说，健康体重范围也会随着身高增长而改变。因此，我们绘制了青少年儿童BMI图表，你可以用图表与同龄男孩和女孩作比较。

查看5～19岁女孩的BMI图表：

www.who.int/growthref/bmifa_girls_z_5_19_labels.pdf

查看5～19岁男孩的BMI图表：

www.who.int/growthref/bmifa_boys_z_5_19_labels.pdf

如果你对自己的BMI有疑问，一定记得去看看医生。

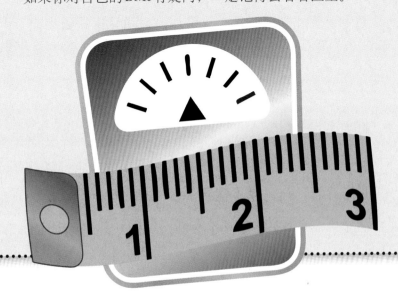

营养不良

我们不能把良好营养当作是理所当然的事情。令人遗憾的是，不是每个人都拥有"吃得好"所必备的充足食物和相关知识，不是每个人都身处健康的环境且享有适当的医疗条件。世界上近30%人口遭受着某种形式的营养不良（来源：联合国粮农组织）。也就是说，他们之中有人吃不饱，有人吃不好，也有人吃得过饱（肥胖）。这可能会对身体基本功能造成暂时或永久性损害。平衡和健康膳食对各个年龄段都很重要，但在幼儿期和孕期尤甚，因为这可能会影响新生儿的健康。

你知道吗？

目前，许多国家的营养不良问题面临着双重负担，即营养不足与超重、肥胖以及膳食相关非传染性疾病同时存在。在社区、家庭甚至个体之中也会出现这种双重负担问题，例如，超重或肥胖的同时还患有贫血或微量元素缺乏症。

你知道吗？

怀孕期间摄入的食物对腹中宝宝健康的影响有好有坏。孕期母亲膳食不充足或不健康都可能加大孩子出现肥胖、心血管疾病和2型糖尿病等长期健康问题的风险。

营养不良通常有三种类型：

1.微量元素营养不良是由于没有摄入或吸收人体所需的适量维生素和矿物质而引起的。即使摄入的食物能满足身体对能量（卡路里）的需求，也不能保证满足我们对必需微量元素的需求。这种类型的营养不良有时被称为"隐形饥饿"，因为一个人即使并未获得身体所必需的营养元素，也有可能看起来很健康。

2.营养不足是由于（因食物短缺或疾病）未摄入或（因疾病或感染）无法消化和吸收足够食物以满足身体对能量和营养元素的最低需求而造成的。营养不足的人体重明显不足，可能出现消瘦、发育迟缓、严重急性营养不良、贫血以及其他微量元素缺乏症。

如果一个人的BMI低于18.5，其体重则被视为低于正常人。营养不足者可能不像正常人一样体能充沛，且难以集中精力。营养不足会削弱人体的免疫系统，使营养不足的人更容易生病，还会影响血压，导致心率下降。营养不足的人往往骨骼比较脆弱，且更容易出现不孕不育问题。青春期少女和成年女性如果太瘦，往往会造成停经或月经紊乱。

有些疾病会妨碍身体吸收所需的营养元素（例如艾滋病、腹泻、疟疾或某些类型的癌症），从而导致体重不足。其他疾病，即饮食失调，是由生理因素和心理因素共同引起的，会导致严重消瘦。厌食症（字面解释为"无食欲"）和暴食症（进食后自行催吐，通常发生在暴饮暴食后）是最常见的饮食失调的例子。饮食失调通常是其他问题的症状——你能想到哪些情况容易导致饮食失调吗？如何转变文化以推动解决这些问题呢？幸运的是，经过精心治疗，厌食症和暴食症患者能够重新好转。了解更多关于饮食失调的信息，请查看此链接：www.nimh.nih.gov/health/topics/eating-disorders/index.shtml

3.超重和肥胖是由于食物（卡路里）的摄入超过身体所需而引起的，这些卡路里以体脂的形式被储存起来。我们都需要体脂，但是脂肪累积过多会导致超重和肥胖。BMI达到25及以上是超重，超过30是肥胖。肥胖通常是由过度饮食引起的，但没有吃对正确的食物也可能导致肥胖。了解哪些食物对自己更有益，能帮助你保持良好体形。有的人从膳食中获取的食物超出了实际需求，但可能仍然缺乏维生素和矿物质。缺乏运动也会导致肥胖；运动对健康有许多好处，包括消耗掉多余的卡路里（详见第一章）。肥胖后可能运动得更少，使问题更加严重。全球范围内，肥胖问题日益严重，是导致心脏病和糖尿病等诸多健康问题的因素。

儿童与营养不良

幼儿尤其需要获得充足的营养才能茁壮成长。遗憾的是，要确保世界上所有儿童都获得良好营养，我们还有很长的路要走。目前，营养不良造成的死亡占5岁以下儿童死亡总数的45%（来源：Black 等，2013）。营养不良还会对儿童在校成绩和表现产生影响，因为如果缺乏营养，会很难集中精力。

你知道吗？

世卫组织、联合国儿童基金会和世界银行估计：

发育迟缓：2016年，1.55亿名5岁以下儿童（22.9%）发育迟缓，也就是说他们的身高低于同龄人。

消瘦：2016年，5 200万名5岁以下儿童（7.7%）患有消瘦症，也就是说他们的体重低于同身高儿童。

超重：2016年，4 100万名5岁以下儿童（6%）超重，也就是说他们的体重高于同身高儿童。过去人们认为只有高收入国家才会出现超重和肥胖问题，但现在低收入和中等收入国家（尤其是城市）的超重和肥胖问题也愈发严重。

了解更多信息，请查看此链接：http://who.int/nutrition/publications/ jointchildmalnutrition_2017_estimates/en/。

延伸阅读：

Q 联合国粮农组织《认识饥饿和营养不良》：

www.fao.org/resources/infographics/infographics-details/en/c/238873

Q 联合国粮农组织营养不良现象分析：

www.fao.org/worldfoodsummit/english/fsheets/malnutrition.pdf

Q 联合国粮农组织《世界粮食安全与营养状况》：

www.fao.org/publications/sofi/en

Q 世卫组织儿童生长和营养不良全球数据库：

www.who.int/nutgrowthdb/estimates/en/index.html

Q 世卫组织肥胖专题：www.who.int/topics/obesity/en

Q 世卫组织营养状况信息系统：

http://apps.who.int/nutrition/landscape/report.aspx

Q 世卫组织2025年全球目标：

www.who.int/nutrition/global-target-2025/en

 了解更多关于该主题的信息，请查看《结束饥饿挑战徽章训练手册》。

读懂食品标签

通常，各个国家的食品包装上都有成分信息标签。只有读懂这些标签才能知道摄入了多少营养元素，并确保不过量摄入卡路里、脂肪、糖和盐。标签上还会注明可能含有的防腐剂等其他化学物质。你会发现，一些加工食品含有许多化学添加剂、糖、脂肪和盐。所以，一般情况下，如果想吃某种食品，最好用生的、完整的基本食材亲自下厨，远离这些添加剂和防腐剂。

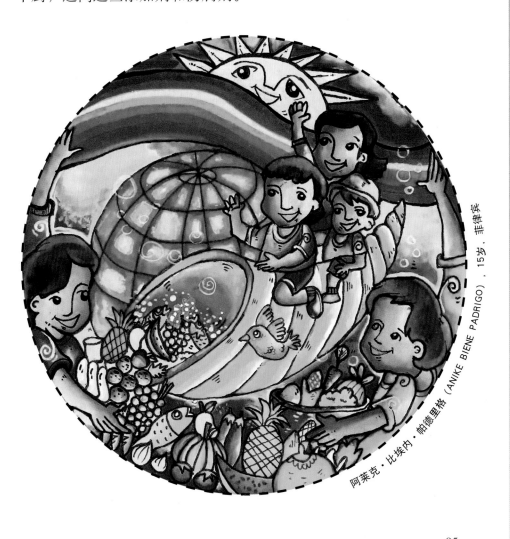

阿莱克·比埃内·帕德里格（ANIKE BIENE PADRIGO），15岁，菲律宾

成分表

成分表各项内容通常按含量高低排序。排第一、第二和第三位的成分含量最高，排在末位的成分含量最少（甚至微乎其微）。

但要注意，一些成分（例如盐和糖）尽管含量少，但也可能超出了膳食所需。成分表还会标明食品含有的添加剂和防腐剂。此外还有过敏原的信息，即食品中是否含有微量的易致敏食材（例如花生、乳类等）。了解更多关于食物过敏的信息，请查看此链接：www.allergyuk.org

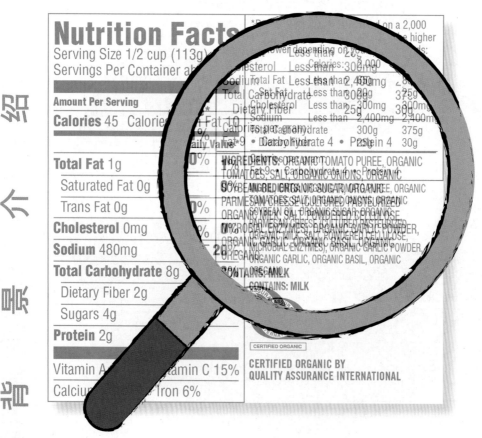

营养标签

营养标签用处很多，我们可以从中获得以下信息：

1.食用份量：含有几人份，这是标签上最基本的信息。

2.卡路里含量：每份所含卡路里总量。

3.少摄入这些营养元素：要格外注意这些含量（目标是将饱和脂肪、糖和盐等营养元素的摄入量控制在每日摄入量以下）。

4.充分摄入此类营养元素：摄入此类营养元素有益健康，并有助于降低疾病风险。

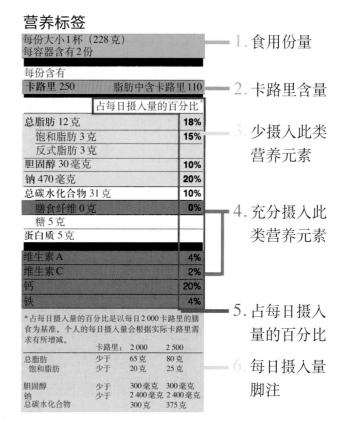

营养标签

每份大小1杯（228克）		1.食用份量
每容器含有2份		
每份含有		
卡路里 250 脂肪中含卡路里 110		2.卡路里含量

占每日摄入量的百分比*	
总脂肪 12 克	**18%**
饱和脂肪 3 克	**15%**
反式脂肪 3 克	
胆固醇 30 毫克	**10%**
钠 470 毫克	**20%**
总碳水化合物 31 克	**10%**
膳食纤维 0 克	**0%**
糖 5 克	
蛋白质 5 克	
维生素A	4%
维生素C	2%
钙	20%
铁	4%

3.少摄入此类营养元素

4.充分摄入此类营养元素

5.占每日摄入量的百分比

* 占每日摄入量的百分比是以每日2 000卡路里的膳食为基准。个人的每日摄入量会根据实际卡路里需求有所增减。

	卡路里：	2 000	2 500
总脂肪	少于	65 克	80 克
饱和脂肪	少于	20 克	25 克
胆固醇	少于	300 毫克	300 毫克
钠	少于	2 400 毫克	2 400 毫克
总碳水化合物		300 克	375 克

6.每日摄入量脚注

5.占每日摄入量的百分比：提供关键营养元素的每日摄入量建议，但仅以每日2 000卡路里的膳食为基准，可以此为参照制订全天的膳食计划。

6.每日摄入量脚注：提供更多关于每日摄入量的信息。

二 健康的饮食选择

97

交通信号灯标签及其他包装正面标签

目前，一些国家的食品采用"交通信号灯标签"或其他包装正面标签，用颜色来表示食品中脂肪、饱和脂肪、糖和盐的相对含量（绿色＝低；黄色＝中；红色＝高）。

这些标签还标明了食品中某种营养元素占每日参考摄入量的百分比。例如，一根巧克力棒可能占每日脂肪参考摄入量的20％。交通信号灯标签让了解食物营养成分变得简单快捷。

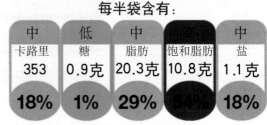

每半袋含有：

中	低	中	高	中
卡路里	糖	脂肪	饱和脂肪	盐
353	0.9克	20.3克	10.8克	1.1克
18%	1%	29%	54%	18%

占每日摄入量建议的百分比

来源：英国食品标准局

保质期

包装上还有食品的保质期或货架期，有以下三种类型：

• "销售截止日期"是商家陈列展示食品的最后日期。

• "最佳食用日期"是推荐的食品存放时间，在此期间，食品质量完好。

• "此日期前食用"提示食品可以安全食用的建议最后日期。此日期后，食品可能变质，食用会损害健康。

销售截止日期：04/17
最佳食用日期：05/17
此日期前食用：06/17

无标签食品

如前文所述，购买未经加工或无包装的新鲜农产品往往更营养、更健康，并且能够降低对环境的影响。蛋类、肉类和新鲜果蔬等食品都不带标签，农民、当地市场和小商店卖的就更不会有标签了。这种情况下，可以参考前文中提到的摄入比例和摄入量来构建平衡膳食。

此外，应该去信得过的地方采买新鲜食材，才能既营养又安全。了解更多关于饮食安全的信息，请见第三章。

延伸阅读：

Q 英国心脏基金会《食品标签指南》：

www.bhf.org.uk/get-involved/campaigning/food- labelling.aspx

Q 饮食小达人：

www.pbskids.org/itsmylife/body/foodsmarts/article4.html

Q 儿童健康中心读懂食品标签专题：

www.kidshealth.org/kid/stay_healthy/food/labels.html

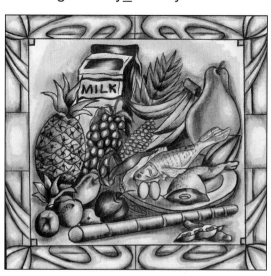

帕德摩尔·帕斯韦（PADMORE PAASEWE），19岁，利比里亚

健康饮食检查清单

建立营养和平衡的膳食是一项有趣的活动！琳琅满目的各种食物富含多种健康的营养元素。既然我们足够幸运不愁吃食，就应该去做新的尝试，探索未知，学会吃好每一顿饭！

健康的饮食计划明确了各类食物的摄取量，满足营养需求的同时又不会超出卡路里需求范围，保持身体健康。健康饮食计划还有助于了解：

* 每一类食物的摄入量是多少。
* 如何针对各类食物做出健康的选择。

请记住：没有一种膳食模式是适合所有人的！要根据年龄、体型、性别、健康状况以及运动量找到最适合你的膳食方案。

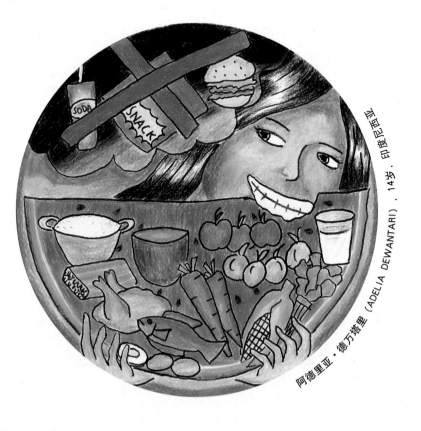

阿德里亚·德万塔里（ADELIA DEWANTARI），14岁，印度尼西亚

健康膳食始于妥善计划和明智购买。在此提出几点
建议：

* 提前计划餐食。
* 记住你在过去几天吃过哪些食物和饭菜，并尝试吃不同的食物。
* 检查家里已经有哪些食物，避免重复和浪费。
* 各种食物都买一些。了解当下应季农产品有哪些，多样化采买。
* 同一类别下的食物也要多样化。
* 少量购买在膳食中占比应很小的食物（糖、甜食、脂肪和油类）。
* 少买一些价格较高的食物（例如肉类、鱼类、乳类和乳制品以及某些果蔬），这样你仍然能够负担得起。还可以选择同一食物类别中价格较低的类似食物作为替代（例如，购买干菜豆或其他豆类代替肉类作为蛋白质来源，或者仅够买应季果蔬）。
* 确保食物的安全性，即不含毒素、化学物质或微生物。
* 尽量少买加工食品，要买新鲜的基本食材。加工食品通常含有大量盐、脂肪、糖、人工香料和防腐剂，所以加工食品不如新鲜的天然食材健康，应避免购买即食的包装食品，要买新鲜食材自己烹饪。
* 请记住，多样化饮食和尝试不同的食物既有趣又有营养。

二　健康的饮食选择

第三章
食品安全

　　我们已经了解了平衡膳食的许多好处，不过确保我们所购买和烹饪的食物的安全性也十分重要。本章，我们将全面学习饮食安全相关内容以及如何确保饮食安全。若能恰当地处理、制备、烹饪和储存食物，并遵循基本的清洁和个人卫生习惯，大多数因食用受污染或变质食物而引起的疾病是可以避免的。

　　老年人、幼儿和有各项基础疾病的人更容易生病。5岁以下的儿童患病风险尤其高，每年都有12.5万名儿童因患食源性疾病死亡（来源：《全球食源性疾病负担估算》，世卫组织，2015），涉及从腹泻到癌症的各种疾病。疾病可能瞬间来袭，也可能几天后才使人出现症状（如呕吐、腹痛和发热）。至于一些严重的食源性疾病（例如癌症），可能需要数年时间才会发病。

　　因此，我们需要时刻谨记饮食安全问题。接下来，我们一起来看看生病的原因可能都有哪些。

人为什么会生病

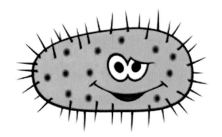

本章将举例说明，许多微生物和化学物质都会使我们生病。

微生物无处不在——人、空气、水和土壤中，以及动植物体内外均有微生物的存在。细菌、病毒、酵母菌、霉菌和寄生虫都是微生物。微生物分为三种不同类型：有益微生物、有害微生物和危险微生物。有益微生物是有用处的，比如用来制作奶酪、酸奶和药品（如青霉素），有助于肠胃消化。有害微生物，即腐败微生物，通常不会使人生病，但它们会使食物气味难闻、口感糟糕且看起来令人反胃。危险微生物也叫做病原体，能致病甚至致死。此类微生物大多不会改变食物的外观。

微生物通过繁殖来生长。繁殖需要食物、水、时间和温度。有一种致病菌叫沙门氏菌（*Salmonella*），会使人患上严重的疾病。这是由于吃了生的或未熟的蛋类及蛋制品、肉类（尤其是禽肉），或在生产过程中被污染的生的果蔬引起的。另一种细菌叫大肠杆菌（*Escherichia coli*），可能会出现在牛肉、蔬菜等食物中。弯曲杆菌（*Campylobacter*）对人类及其他动物来说是致病菌，目前已被公认为是许多发达国家食源性疾病的主要成因。

邪恶的病毒

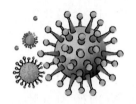

病毒是一种传染性介质，只有处于其他生物体细胞内时才会自我繁殖。在你感到身体不适之前，就已经有可能通过食物将病毒传播给其他人。许多食源性病毒（如轮状病毒和诺如病毒）会引起腹泻（许多食源性细菌也会如此），但有些病毒引起的疾病更为严重（如肝炎病毒引起的肝炎）。

讨厌的寄生虫

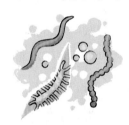

寄生虫大小不一，从微小的单细胞生物，到肉眼可见的蠕虫，它们依赖其他生物为生。寄生虫可由动物传染给人，或由人传染给人，或由人传染给动物。未煮熟的鱼类或肉类，以及被人类或动物粪便污染的生果蔬等食物中可能含有寄生虫。例如，弓形虫（通常来自猫粪污染）可导致婴儿患上严重的疾病（包括智力发育下降），而恶劣的饲养条件下生产的猪肉可能存在绦虫。

可怕的真菌

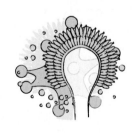

有些真菌对我们有益，比如各种食用菌，而有些真菌会产生毒素，称为霉菌毒素。最主要的霉菌毒素之一是黄曲霉毒素，它是由一种真菌（曲霉菌）产生的，谷物及其他食物若储存不当就会长出这种真菌。黄曲霉毒素导致很多人患上肝癌，特别是在基础设施落后的发展中国家。

罪恶的化学物质

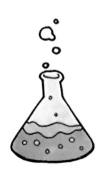

食物中有许多化学物质，有些是为了某个特定目的而特意添加的，例如，为了使食物保鲜和安全而添加的防腐剂，或是为了消除农产品病虫害和保障畜禽健康而施用的农药和兽药。一般来说，如果使用得当，这些化学物质不会引起健康问题。然而，有的化学物质会从环境进入食物，例如土壤中的重金属（砷、镉）或水里的重金属（砷、汞），当其含量超过规定的安全水平时，会对人类健康造成重大影响。烘烤、油炸等加工过程也可能产生化学物质（例如咖啡、薯片或薯条中的丙烯酰胺），发霉变质的食物中也会形成一些化学物质，例如黄曲霉毒素（一种强致癌化合物）。要严格控制食品生产加工过程，避免这些环境和加工污染物达到不安全的水平。

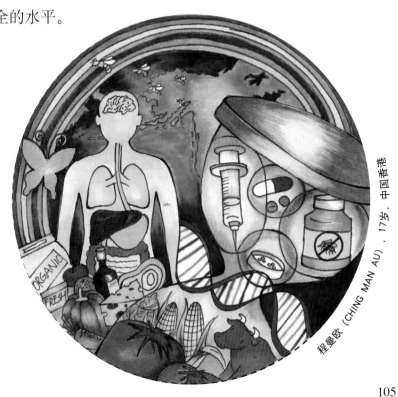

程曼欧（CHING MAN AU），17岁，中国香港

有益的微生物

友好的微生物：

并非所有的微生物都有害，让我们来认识一些有益的微生物吧！

并非所有的微生物都有害。实际上，大部分食物的生产都离不开微生物。我们已经知道，肠道中的有益微生物（主要来源于食物）对消化和健康有着重大影响。

让我们来看看利用微生物制作食物的一些例子。

* 酸奶、奶酪、益生菌饮料：用各种细菌和真菌培养物发酵乳类，并将其制作为酸奶、奶酪及其他产品。当培养物在乳类中生长时，它会将乳糖转化为乳酸，使其具有适当酸度，从而使液体变浓稠。

* 烘焙：将酵母菌用作面包等烘焙产品的膨松剂。最常见的酵母菌以生面团中的糖类为食，产生二氧化碳气体，在面团内形成气泡，使其膨胀。

* 酱油：酱油是由大豆及其他谷物与霉菌（米曲霉或酱油曲霉）和酵母菌混合制成的。

* 腌制肉类：肉类发酵剂培养物用于制作干制发酵产品，例如萨拉米香肠、西班牙辣香肠和风干火腿。乳酸菌能让食品焕发风味，呈现不同的颜色。此外，还会用到各种霉菌来催熟加工食品的外表面。

* 葡萄酒：酵母菌在葡萄酒发酵过程中起主要作用，产生酒精。不过，乳酸菌也很重要，将葡萄酒中天然存在的不稳定的苹果酸转化为稳定的乳酸。

我们已经知道了人为什么会生病，现在让我们来看看能够帮助消费者安全制备处理食物的五个简单做法。世卫组织制定了《食品安全五大要点》培训手册，阐述了世界上每个人都应该知道的预防食源性疾病的基本原则。

请看这段英文版本的动画短片：

www.youtube.com/watch?v=ONkKy68HEIM#t=10.

该视频也提供多种语言版本：

www.who.int/foodsafety/areas_work/food-hygiene/5keys/en

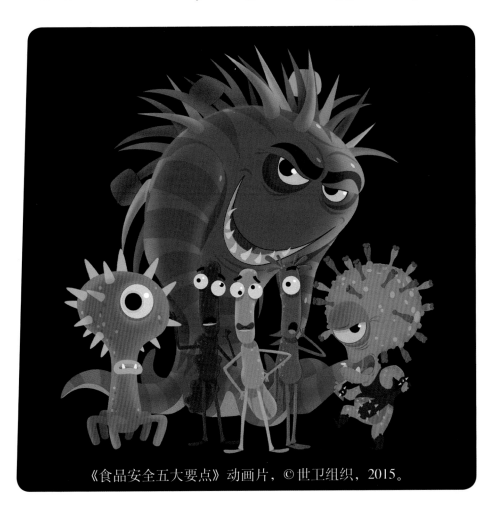

《食品安全五大要点》动画片，©世卫组织，2015。

食品安全
五大要点

保持清洁

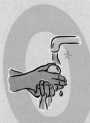

- ✓ 操作食物前要洗手，备制食物过程中也要经常洗手。
- ✓ 便后洗手。
- ✓ 备制食物所用的台面和设备要清洗和消毒。
- ✓ 避免昆虫、有害生物及其它动物进入厨房或靠近食物。

为什么?

多数微生物不会引起疾病，但土壤和水中以及动物和人身上常常可找到许多危险的微生物。手上、抹布和餐具（尤其是砧板）上可携带这些微生物，稍经接触即可污染食物并造成食源性疾病。

生熟分开

- ✓ 将生的肉类、禽类和海鲜与其他食物分开准备一套刀和砧板等设备和餐具专门用于操作生食。
- ✓ 将食物存放在器皿中，避免生食和熟食相互接触。

为什么?

生食，特别是肉类、禽类和海鲜及其汁水，可能含有危险的微生物，在备制和存放食物时可能会被转移到其他食物上。

做熟

- ✓ 彻底煮熟食物，尤其是肉类、禽类、蛋类和海鲜。
- ✓ 汤和炖菜（煲）等要煮沸，确保温度达到70℃。煮肉类和禽类等食物时，确保汁水是清的，而不是淡红色。最好使用温度计。
- ✓ 熟食重新加热时，要彻底热透。

为什么?

适度的烹调过程可杀死几乎所有危险的微生物。研究表明，70℃的烹调温度能确保食物可安全食用。对肉类、烤肉、大块的肉和整只禽类等食物需要特别注意。

在安全的温度下保存食物

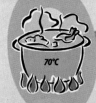

60℃
危险区!
5℃

- ✓ 不要将熟食在室温下放置超过2小时。
- ✓ 所有熟食和易腐食物应及时冷藏（最好在5℃以下）。
- ✓ 食用前应保持食物热气腾腾（60℃以上）。
- ✓ 食物不要长时间存放（即使在冰箱中）。
- ✓ 冷冻食物不要在室温下化冻。

为什么?

如果以室温储存食物，微生物可迅速繁殖。把温度保持在5℃以下或60℃以上，可使微生物生长速度放缓或停止。有些危险的微生物在5℃以下仍能生长。

使用安全的水和食物原料

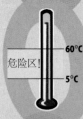

- ✓ 使用安全的水或对水进行处理，确保水质安全。
- ✓ 选择新鲜和有益健康的食物。
- ✓ 选择经过安全加工的食品，如巴氏杀菌奶
- ✓ 用清水彻底清洗果蔬，尤其是要生吃的果蔬。
- ✓ 不要吃过期食物。

为什么?

食物原料（包括水和冰）可能受到危险微生物和化学物质的污染。受损和霉变的食物中可能会产生有毒化学物质。谨慎地选择食物原料并进行清洗、削皮等简单的处理，可以减少风险。

设计：Marilyn Langfield 制图：Janet Petitpierre

世界卫生组织
食品安全处

知识＝预防

WHO/SDE/PHE/FOS/01.1

分发：一般
原文：英文

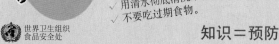

世界卫生组织《食品安全五大要点》宣传海报共有90种语言版本，可通过以下链接查看：www.who.int/foodsafety/areas_work/food-hygiene/5keys/en © 世卫组织 2015

食品安全的五大要点

要点1：保持清洁

在操作食物之前，用干净的热肥皂水清洗双手及厨房设备表面尤为重要，微生物失去了滋生的温床，其生长就会受到限制。

洗手

在开始备制食物之前，你需要确保已经把手洗干净，不会污染食物。

从操作一种食物改为操作另一种食物时，也应该洗手。洗手和洗餐具时，记得使用热水和大量的清洁剂。这一简单的过程将有助于大幅去除微生物或化学制品，从而减少某些食源性疾病风险。当然，进食前也一定要洗手。了解更多关于洗手的信息，请见第45页。

清洁的环境

居住环境一定要整洁！要把垃圾扔在有盖的垃圾桶里，勤倒垃圾，以免招来昆虫、啮齿动物（小鼠、大鼠等）或其他动物（它们除了糟蹋食物外，通常自身也携带传染病）。厨房和卫生间的台面，以及家人经常接触的物品表面，也应定期消毒，阻止微生物传播。

其他良好做法包括：

✳ 使用安全的水来备制和烹饪食物。

✳ 保持厨房清洁。使用干净的热水和清洁剂定期清洁厨房所有表面。

✳ 在备制和烹饪食物时不要饮食和吸烟。

✳ 避免对着食物打喷嚏或咳嗽，避免抓挠或触摸头部和身体。

✳ 保持食物备制表面和餐具的清洁。在干净的表面（如砧板）上备制食物。

✳ 将碗碟和餐具存放在能够隔绝苍蝇和灰尘的干净的地方。

✳ 将食物盖好，防止苍蝇、灰尘和污垢进入。

✳ 用认真清洗干净的碗碟和餐具来储存、备制、盛放和享用食物。

✳ 用热水和清洁剂或洗碗机清洗锅、碗、砧板、盘子和餐具（刀、勺、叉）。这样做可以减少食物残渣滋生微生物的机会，以免下次使用时污染食物。

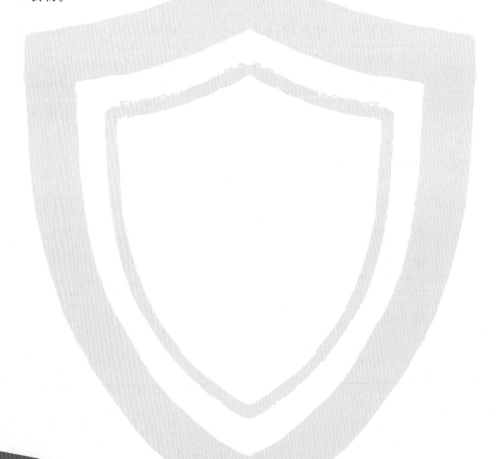

要点2：生熟分开

生食，特别是肉类、禽类和海鲜及其汁水，可能含有危险的微生物，在备制和存放食物时可能会被转移到其他食物上。因此，我们在处理生食和熟食时要十分小心。要点如下：

* 在购买、存放、备制和烹饪时，将生的肉类、禽类和海鲜与其他食物分开。
* 准备一套刀和砧板等设备和餐具专门用于操作生食，例如，分别用红色、绿色、白色等器具操作肉类、蔬菜和面包。
* 将食物存放在器皿中，避免生食和熟食相互接触。

要点3：做熟

适度的烹调过程可杀死几乎所有病原体。研究表明，70℃的烹调温度能确保食物可安全食用。对肉末、烤肉、大块的肉和整只禽类等食物需要特别注意。要点如下：

* 彻底煮熟食物，尤其是肉类、禽类、蛋类和海鲜。
* 汤和炖菜（煲）等要煮沸，确保温度达到70℃。煮肉类和禽类等食物时，确保汁水是清的，而不是淡红色。最好使用肉类温度计，大部分商店都可以买到。
* 熟食重新加热时，要彻底热透。

非常重要的一点是烹调食物的温度和时长要适宜，才能消灭食物中的微生物。

蔬菜烹饪提示

	易切的蔬菜	难切的蔬菜	无需烹饪
蔬菜种类	西蓝花 甘蓝 花椰菜 樱桃番茄 茄子 茴香 大蒜 青豆 洋葱 豌豆 辣椒 菠菜 西葫芦 番茄	朝鲜蓟 甜菜 木薯 胡萝卜 欧洲防风草 马铃薯 南瓜 芜菁甘蓝（焦青甘蓝） 甘薯 芜菁 冬瓜 山药	鳄梨 黄瓜 莴苣 小萝卜
最佳烹饪方法	• 使用烤架 • 使用蒸笼 • 煎炒 • 使用微波炉 • 有些蔬菜可以水煮 • 有些蔬菜可以生吃	• 使用烤箱 • 使用高压锅 • 使用微波炉 • 水煮 • 有些蔬菜可以切成薄片 煎炒 • 有些蔬菜可以生吃	• 制成沙拉 • 切成楔形 • 切成薄片
烹饪提示	• 不同蔬菜烹饪时长不同，烹饪的温度也对时间有影响。因此，判断食物有没有做好，最好的方法是每隔一段时间尝一尝		• 搭配沙拉酱和蘸料，会更加美味
	• 这些蔬菜熟得很快，所以轻轻翻炒，直至表面脆嫩，但咬起来仍有嚼劲（想想青豆和西蓝花，煎炒后仍然硬实，不干瘪） • 煎炒时间过长会把菜炒得软塌塌	• 这些蔬菜烹饪时间要长一些。筷子能快速戳透蔬菜时，表示菜已经做熟了 • 切成大小均等的块状会熟得更快	

来源：https://foodandhealth.com/easier-way-to-cook-vegetables-2/?printPost=1。

肉类烹饪提示

制备肉类时，要注意什么?	• 要及时将肉类产品的包装扔进垃圾桶，并彻底清洁与肉品接触过的物体表面
哪些肉类必须彻底做熟?	• 所有生肉均携带危险的微生物，适当烹调可杀死几乎所有病原体。研究表明，食物烹调至70℃有助于确保安全食用。对肉末、烤肉、大块肉和整只禽等食物需要特别注意 • 制备汤和炖菜（煲）等要煮沸，确保肉品熟透了 • 避免过度煎炸、烧烤或烘焙肉品，以免产生有毒化学物质
如何判断肉品熟透了?	• 煮肉类和禽类等食物时，确保汁水是清的，而不是淡红色。最好使用肉类温度计 • 用刀切开肉品，确保其从里到外熟透
烹饪完成后，我该怎么做?	• 在上菜食用前，使做好的食物保持热气腾腾（60℃以上） • 不要将熟食在室温下放置超过2小时

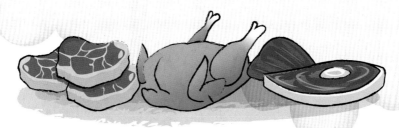

来源：世卫组织《食品安全五大要点》及www.safefood.eu。

要点4：在安全的温度下保存食物

大多数微生物喜欢5～60℃的温度区间，这个区间通常被称为"危险区"！因此，放置在室温下的食物处于"危险区"，微生物会迅速生长，引发疾病。请注意，许多微生物会产生耐高温毒素，所以如果你任由它们生长，即使后来你把食物煮熟或重新加热，杀死了微生物，你仍可能生病，因为毒素仍然存在。所以在危险区温度下，应尽量缩短食物存放时间，尽快食用。其余时间，食物应保存在5℃以下或60℃以上。因此，应将食物冷藏（温度低于5℃），以限制微生物

	温度	
水沸腾 100℃	100	细菌已经死亡
	90	
食物重新加热 82℃	80	
烹饪生食 75℃	70	
将温度保持在63℃以上	60	细菌开始死亡
	50	
	40	
高风险食物应处于8℃以下	30	危险区
或63℃以上	20	细菌迅速繁殖
	10	
	0	
冷藏食物1～5℃	-10	细菌缓慢繁殖
冷冻食物 -18℃	-20	细菌未繁殖

的生长（了解哪些食物需要冷藏，请见第114页），烹调（或重新加热）时做熟透了，确保杀死有害微生物。然而，请注意，一些危险微生物在5℃以下仍会生长（这就是为什么不能把食物永远存放在冰箱里）。

要点如下：

* 不要将熟食在室温下放置超过2小时。
* 所有熟食和易腐食物应及时冷藏（最好低于5℃）。
* 食用前应保持食物热气腾腾（高于60℃）。
* 食物不要长时间存放（即使在冰箱中）。
* 冷冻食物不要在室温下化冻。

安全存放

在家中妥善存放食物有助于保障健康，也能防止食物变质和浪费。虽然不同种类的食物需要不同的存放方法，但所有食物都必须保持清洁，不受有害化学物质、微生物、啮齿动物或昆虫的污染。

冷藏规则

我们知道，微生物的生长需要食物、水、温度和时间。天气炎热时，尤其需要及时恰当地冷藏食物，保证食物安全。乳类及乳制品、生肉和蛋类等新鲜易腐食物，一定要在冰箱里或者低温环境中存放。

特别是生的肉类和鱼类，购买后要立即冷藏。记得一定要看看保质期。如果不能冷藏，请记住，只购买能够一天吃完的食物，这样可以减少食物变质的机会。

如何在冰箱中存放食物？

　　不同类型的食物存放条件稍有不同，即使在冰箱的低温环境中也是如此。不过，也有一些重要的安全注意事项。例如，应把生肉包好或放进密封容器后置于冰箱底部，防止汁水渗出污染其他食物，引发疾病。

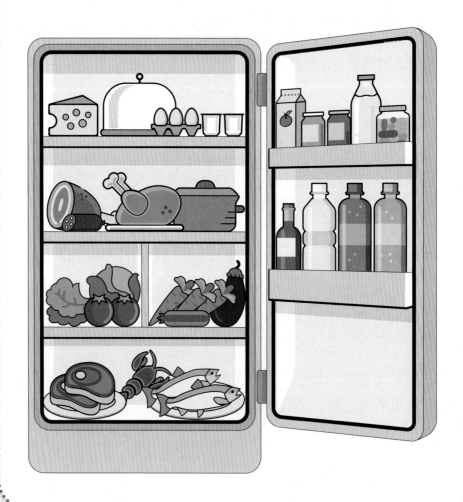

冷冻

冷冻是另一种在家中存放食物和防止微生物滋生的好方法。冷冻比其他任何保存方法都更能保持食物的味道、口感和营养价值。但是，要知道，冷冻只是暂停了微生物的生长，但并不能真正杀死它们。事实上，一些微生物在冷冻条件下仍会生长，只是非常非常缓慢。所以，如果你把食物放进了受污染的冷柜，食物化冻后仍会含有同样的有害微生物。

冷冻食物化冻

有三种为食物化冻（除霜）的安全方法：

* 放在冰箱冷藏室里（只需把食物放进冷藏室，等它化冻）。
* 放在冷水中（将食物浸入水中——你需要每30分钟换一次水，促进除霜）。
* 放在微波炉中（只需将微波炉调至"除霜"模式）。

食物化冻后不应重新冷冻，因为一旦食物处于室温，其中的微生物就得以苏醒并重新忙碌起来，也就是说它们会大量繁殖。如果将食物重新冷冻后再化冻，食物中微生物生长会变得更加迅猛，大大增加食物受污染的风险。

橱柜中存放

当然，并非所有食物都需要冷藏或冷冻。干的、不易腐败食物，如谷物、意大利面食、大米和豆类（菜豆或小扁豆），应存放在干燥干净的地方，不受昆虫、啮齿动物或其他动物的侵害。食物开封后，最好存放在密闭容器中，或将原包装重新密封（这样可以去除微生物生存所需的氧气和水分，从而延缓变质，也可以防止昆虫进入）。将面包放进面包保鲜盒，或把面包包裹好，可以防止水分流失，从而尽量保持新鲜。

要点5：使用安全的水和食物原料

第五个要点非常重要——在购买食物和使用其他安全的食物原料（包括水和冰）时，要谨慎选择，安全购买。受损和霉变的食物中可能会产生危险微生物和有毒化学物质。谨慎地选择食物原料并进行清洗、削皮等简单的处理，可以减少风险。

请记住以下要点：

* 使用安全的水或对水进行处理，确保水质安全。
* 选择新鲜、卫生的食物。
* 选择经过安全加工的食品，如巴氏杀菌奶。
* 用清水彻底清洗果蔬，尤其是要生吃的果蔬。
* 不要吃过期食物，不要吃任何有异味、异色或疑似变质的食物。

扔掉发霉、腐烂或有异色、异味的食物，但要注意，食物中许多有害微生物是无色无味的。

如果你做的食物没有全部吃完，可以把剩饭存放在冰箱里，之后再吃，但一定要：

* 将剩饭装在密封容器中，或用食品包装（保鲜膜）覆盖，防止微生物污染食物。

* 在容器或盘子上贴上标签，写上日期，这样你在食用时就能知道它已经存放了多久。

* 把剩饭放在冰箱的前部——这样你就会首先看到它们，并提醒你这些剩饭一直放在那里，需要吃掉！

* 如果要重新加热剩饭，一定要彻底加热，杀死所有微生物。

如果不得不扔掉变质的食物，一定要认真负责地处理。将垃圾扔进有盖的垃圾箱里，勤倒垃圾。

请在符合以下条件的食品店购物：

* 店内店外都很干净，没有垃圾。

* 食物远离地面，不受灰尘、鸟类、害虫等污染。

* 食物存放在有盖的密闭容器中，防止受水分、昆虫、啮齿动物及其他害虫影响。

* 不同种类食物，如蛋类、肉类、鱼类和蔬菜等，要分开存放。

* 食物在适当的温度下存放，热的食物保持热度，需要冷藏的食物在足够寒冷的条件下保存。

* 冷冻食物在冷冻条件下存放，但要注意是否有化冻后重新冷冻的迹象（例如变色、冰晶）。

* 食物与非食物（例如清洁用品）分开存放。

* 及时清理过期或变质食物。

* 食物操作人员和制备人员可使用洗手设施（清洁的水和肥皂），并在操作食物时佩戴手套。

* 食物包装无裂缝、撕裂和孔洞。

* 任何食物包装上不得有污垢、霉菌或受潮的迹象。

如何辨别变质、劣质食物：

注：这是一份帮你挑选食物的通用指南。然而，请注意，即使食物外观完好，仍可能含有肉眼不可见的有害微生物。因此，也请遵循前文关于安全存放食物的所有建议。

* 谷物及其他干性食物。食物中出现昆虫、污垢、石头或其他物体。食物变湿、受潮，或有色点或霉点。食物外观发生改变，例如面粉出现结块，或豆类出现皱纹。食品袋或包装开口、撕裂或破损。包装食品已过了保质期。

* 块根和块茎。食物质软、不硬实，或发芽。有伤痕、烂斑或其他损坏或变质的迹象。

* 蔬菜和水果。出现一般软化或萎蔫的迹象，有软点、烂点或其他类型的损坏点。

* 肉类和禽类。气味难闻，或颜色异常。肉类、肝等内脏：气味浓烈或颜色异常。

* 鱼类。气味难闻。肉质软，不硬实。鱼目呆滞无神；鳞、鳃或鳍干燥、暗淡、松散。

* 乳类及乳制品。有异味，或接触过污垢、苍蝇或其他昆虫。需要冷藏或低温保存的产品保存温度不够低可能会变质。包装产品已过保质期。

* 罐头食品。罐头肿胀、凸起、凹陷、生锈，或罐头内外有其他损坏迹象。食物从罐头中漏出。打开罐头时，食物外观难看，气味难闻，很可能食物已经过了保质期。

来源：联合国粮农组织，《为了健康吃得更好：营养与健康饮食课》，2013。

原材料：购买安全的食品

为确保买到安全营养的食品，在购买时要注意食品安全问题。要在值得信赖的商店、市场和卖家购买食品，注意观察商店、卖家及其周边环境是否卫生。

食品卖家的个人卫生十分重要，他们应当勤洗衣、勤洗手，保持卫生（这样可以减少身上携带的微生物）。另一个需要注意的标志是，看看店里的顾客多不多。购买前要先看一下，检查食物的新鲜度、外观、种类、质量和价格。确保食物存放于安全的温度条件下，且生食与熟食分开存放。

延伸阅读：

Q 世卫组织《食品安全五大要点》：

www.who.int/foodsafety/consumer/5keys/en/index.html

Q 世卫组织食品安全实况报道：

www.who.int/mediacentre/factsheets/fs399/en

Q 联合国粮农组织食品安全专题：

www.fao.org/food/food-safety-quality/home-page/en

Q 美国食品药品管理局儿童和青少年食品安全与营养信息专题：

www.fda.gov/Food/ResourcesForYou/Consumers/ucm2006971.htm

Q 儿童健康中心食品安全专题：

www.kidshealth.org/teen/food_fitness/nutrition/food_safety.html

Q 奇怪的食物保藏方法：www.thinkeatsave.org/index.php/be-informed/
traditional- and-indigenous-food-preservation-methods

第四章
绿色饮食——让我们开始选择可持续膳食吧

本书第二章和第三章，我们了解了食物对身体健康的影响。然而，你是否已经意识到，你选择的食物也会对环境和他人产生影响？生产、运输、加工、储存、销售和备制食物需要大量的自然资源（例如土地、水和养分）、能源和人力资源。食物是如何生产出来并最终出现在你的餐盘里的，这在很大程度上会对环境以及社区内参与食物生产的个人产生影响。从有限的资源或不可持续的生产系统中选择食物，例如食用某些野生鱼类，会导致该物种消失或自然栖息地破坏。此外，每年全球所生产食物的三分之一都遭到损失或浪费，可以说是白白抛掷了大量用于生产食物的能源和资源。虽然不只这么简单，但这些食物可以养活世界上8.5亿饥饿人口。本章，我们将探讨食物会对我们身处的世界产生哪些影响，以及我们该如何以可持续的方式选择食物，以减少这些影响。所以，让我们开始吧！首先，我们来看看食物生产会带来重大影响的几个主要原因。

请记住，食品生产者和零售商将最终受制于你作为消费者做出的选择，

所以，你可以带来改变！

我们的饮食习惯对环境有什么影响

　　随着人口的不断增长，到2050年，世界人口将从目前的70亿增长到90亿，人们的食物选择和习惯也会持续变化。据估计，全球食物需求量还将上涨60%。然而，当前许多食物生产系统已经不可持续，让我们研究一下其中的原因。

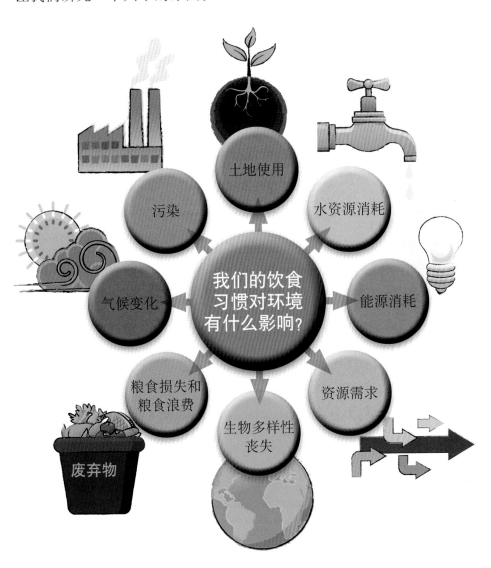

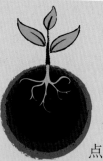

土地使用

　　地球上大约30%的土地已经用于种植作物和饲养动物。然而，不可持续的做法往往造成土壤侵蚀和养分流失。当土地不可再利用时，农民需要迁移到新地点，而这往往导致自然植被（例如森林）的破坏和生物多样性的丧失。为耕地增产是可以实现的，但如果操作不当，可能会对环境造成影响，比如水污染和农田及周围环境生物多样性的丧失。我们种植什么作物、饲养什么动物，以及怎么种养、在哪里种养，这些因素都极大地影响着我们需要多少土地，也关乎着我们能在多大程度上做到环境保护和可持续发展。

了解关于此话题的更多信息，请查看《土壤挑战徽章训练手册》。

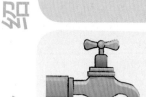

水资源消耗

　　农民种植的所有作物，例如小麦、水稻、各种蔬菜及果树，都需要水。畜牧养殖，无论产肉、产蛋或产奶，都需要消耗植物（如你所知，植物也已经消耗了水）和水。想想看，昨天晚餐你吃的一个马铃薯，其生长过程中消耗了25升水。而对于喜欢吃汉堡包的人来说，你知道汉堡包在生产过程中"喝"了2 400升水吗？令人惊讶的是，养活人类所需的水比人类解渴所需的水要多1 000倍！总的来说，种植业和养殖业消耗了全球可用淡水资源的70%。

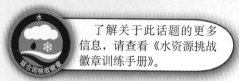
了解关于此话题的更多信息，请查看《水资源挑战徽章训练手册》。

食品用水

食品	生产该食品所需水量（升）
一个汉堡包	2400
一杯牛奶	200
一个鸡蛋	135
一个苹果	70
一片面包	40
一个马铃薯	25

更多信息

www.unwater.org/worldwaterday
www.fao.org/nr/water

2012年世界水日
牵头机构：
FAO
FIAT PANIS

能源消耗

目前，全球约30%的能源被用于生产、运输、加工、储存、销售和备制食物。想一想，其实每个环节都需要能源，就不会觉得这个数字奇怪了。种植业生产、水产和畜牧养殖都需要电力、燃料和机械。如今，许多耕作系统都使用以氮素为基础的肥料，而生产氮肥的过程能耗极高。食品的运输、储存、加工和流通也都会消耗能源。

了解更多关于能源问题以及可持续和不可持续能源资源的信息，请查看《能源挑战徽章训练手册》。

 了解更多关于该话题的信息，请查看《能源挑战徽章训练手册》。

其他必要资源

种植业生产和畜牧养殖还需要大量的其他投入，包括农业基础设施、围栏、植物养分、化学品和药品，以及收获、加工、包装和运输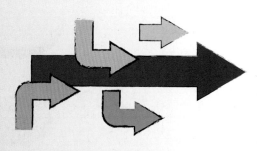
到市场和商店所需的机械。食物生产过程越复杂，成为盘中餐之前所需步骤就越多，消耗的能源和资源就越多。

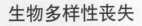

生物多样性丧失

随着工业化发展，粮食生产所依赖的作物和动物品种越来越少，偏重于高产的单一栽培，而不是多种多样的植物和牲畜品种。联合国粮农组织估计，20世纪75%的作物遗传多样性已经丧失。作物和动物品种的丧失十分危险，会导致粮食供应更容易受到病虫害暴发的影响。田间多样性减少也意味着我们餐盘里的食物多样性减少。如果我们不多加注意，有些水果和蔬菜将来就吃不到了。想想看那些我们祖辈知道的、但现在超市里已经看不到的品种。我们的食物选择也会导致野生物种的生物多样性丧失，因为有些农业系统会影响自然栖息地，例如，砍伐森林来种植作物或养殖牲畜。因此，确保食物来源的可持续性非常重要。

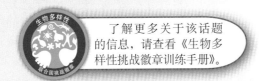

了解更多关于该话题的信息，请查看《生物多样性挑战徽章训练手册》。

你知道吗？

渔业为2亿人口的生计和粮食安全提供保障。世界五分之一的人口将鱼类作为主要的蛋白质来源。

然而，世界上三分之二的鱼类种群要么捕捞量已达极限，要么已经被过度捕捞。联合国粮农组织估计，70%以上的鱼类种群已被充分利用、过度利用或处于危机之中。

污染

肥料对所有植物的健康生长、开花、结果和繁殖起到重要作用。但是，肥料使用不当或过量使用会破坏环境。过量使用肥料会污染当地的地下水以及湖泊和溪流，造成富营养化（见下图）。为杀死有害生物而过度使用农药和除草剂也会造成污染。这些产品毒性很强，使用后会破坏土壤和水道，污染可持续多年。

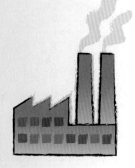

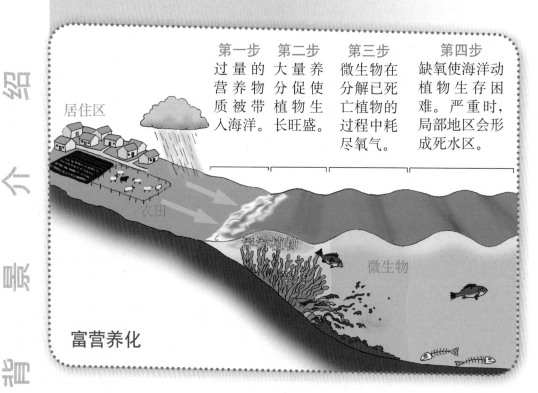

第一步 过量的营养物质被带入海洋。

第二步 大量养分促使植物生长旺盛。

第三步 微生物在分解已死亡植物的过程中耗尽氧气。

第四步 缺氧使海洋动植物生存困难。严重时，局部地区会形成死水区。

居住区

农田

浮游植物

藻类

微生物

富营养化

来源：青年与联合国全球联盟，Emily Donegan。

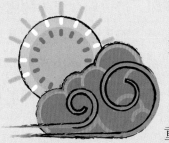

气候变化

温度和降水量的变化以及干旱已经影响到农业，使世界一些地区种植作物和饲养畜禽变得更加困难。然而，粮食生产和消费也是产生温室气体（导致气候变化）的重要原因。温室气体的主要来源包括砍伐森林（释放碳），反刍动物和水稻生产产生的甲烷，肥料的施用，以及食物链整体的能源消耗。总的来说，20%～25%的温室气体排放来源于粮食的生产和消费。

了解关于该话题的更多信息，请查看《气候变化挑战徽章训练手册》。

粮食损失与浪费

如前文所述，全球供人类消费的粮食约有三分之一遭到了损失或浪费，这一数字年均高达约13亿吨（来源：联合国粮农组织）。目前，要养活世界上所有人已十分不易：据估计，全世界有8.5亿饥饿人口（来源：联合国粮农组织），而到2050年，全世界总人口将再增长30%。

食物浪费或损失意味着用于生产食物的大量资源和能源被白白浪费。同时，生产这些被损失和浪费掉食物的过程中造成的污染和释放的温室气体更是没有意义。浪费的食物最终会在垃圾填埋场

废弃物

腐烂，产生更多温室气体（甲烷）。粮食损失和浪费会造成粮食短缺、粮食价格上涨、人们食不果腹、环境遭到破坏。造成粮食损失的因素有病虫害、气候事件以及储存和运输系统不当，而发展中国家尤其更容易受到这些因素的影响。粮食浪费现象是指出于各种原因而丢弃食物，甚至是状态良好的食物。在许多国家，家庭中普遍存在食物浪费现象，你买来的食物有多少被扔进了垃圾箱？

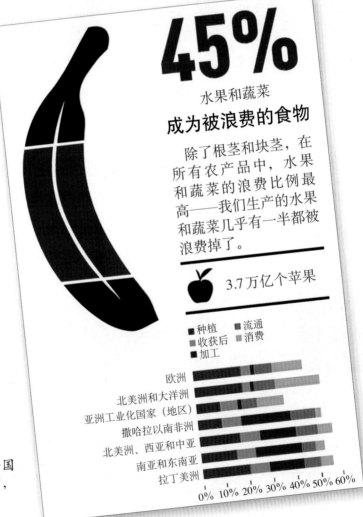

来源：联合国粮农组织，2012。

社会和经济影响

可持续发展不仅涉及我们的行为对环境的影响，还涉及社会和经济因素，而且三者之间也有联系。如果我们对廉价食物的需求很高，那么食物生产者就不会顾及食物的质量或食物对环境的影响。我们对食物的选择也在影响着食物生产者和销售者的生活。例如，在许多国家，创造就业机会的关键领域之一就是农业，但农业通常无法保障最低工资，每天几美元已经算是不错的收入水平。

通常，小农户的农产品很难卖到一个公平的价格，所以小农户养家糊口十分艰辛。公平贸易等倡议提出后，农民和生产者的农产品获得了公平的价格，同时确保某些标准得以遵循，例如禁止童工和奴隶劳动，保证安全的工作场所以及保护环境。

了解更多关于公平贸易的信息，请见第142页。

关心食物也是在关心食物生产者，这样他们也会关爱地球。

是时候选择可持续膳食了

你可能觉得自己对上述问题无能为力。你可能会问：面对这些问题，我能做些什么呢？

其实，你能做的事情有很多！如果我们每个人都能在购买、储存、烹饪、食用和处理食物及食物包装时稍作改变，就能减少我们自身以及食物生产系统的负面影响。此外，作为消费者，我们的选择能向食品生产链中的农民、食物生产者、超市等各方发出呼声：我们要买而且也只会购买以可持续和负责任的方式生产出的食物。那么最终，生产者和零售商只会销售消费者会购买的食物。如果每个人都采取营养的可持续膳食，那么食物的生产方式也将随之改变。

什么是可持续膳食？

广义上讲，可持续膳食对环境影响较小，并能促进世界粮食与营养安全以及当代人和子孙后代的健康生活。可持续膳食不仅安全健康，提供充足的营养，还保护和尊重生物多样性和生态系统，符合文化理念，在经济上对生产者和消费者都公平。可持续膳食还能最有效地利用自然资源和人力资源。特别是，可持续膳食能够确保：

1. 健康和福祉：可持续膳食倡导营养均衡和安全健康的饮食，有利于人和土地的健康。

2. 环境、生物多样性和气候：通过有效利用自然资源并尊重生物多样性，可持续膳食能够减少对环境、生物多样性和气候的负面影响。

3.**公平和公平贸易**：从经济上来讲，可持续膳食对生产者和消费者均是公平的。

4.**粮食安全和可及性**：可持续膳食通过倡导本地生产，促进粮食安全和可及性，使人们能够获取食物。

5.**文化遗产和技能**：可持续膳食倡导生产当地食物品种和使用当地农耕方法，同时弘扬传统知识体系。

6.**本地和应季食物**：购买本地和应季食物可以减少运输的影响，从而提供更高质量的产品，推动当地经济发展。

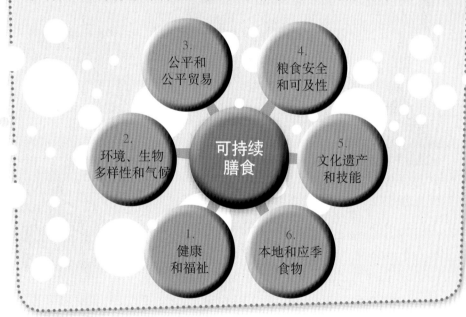

可持续膳食的基本原则

我们已经知道了可持续膳食是什么，那让我们看看如何真正构建可持续膳食。

食品生产链中某些环节是我们无法控制的，但作为消费者，我们有权利做出更多具有可持续性的选择。

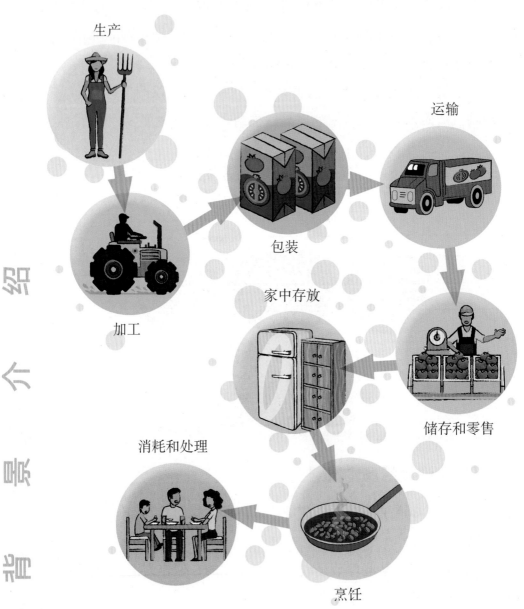

我们很多人都没有意识到，我们吃什么食物，以及是否仔细烹饪和备制食物，这件简单的事情会对地球产生巨大影响。换句话说，通过合理饮食，以及恰当购买、储存和烹饪食物，不仅可以满足我们的营养需求，还可以为保护地球做出许多贡献。请看以下步骤指南。

生产

运输

包装

加工

家中存放

储存和零售

消耗和处理

烹饪

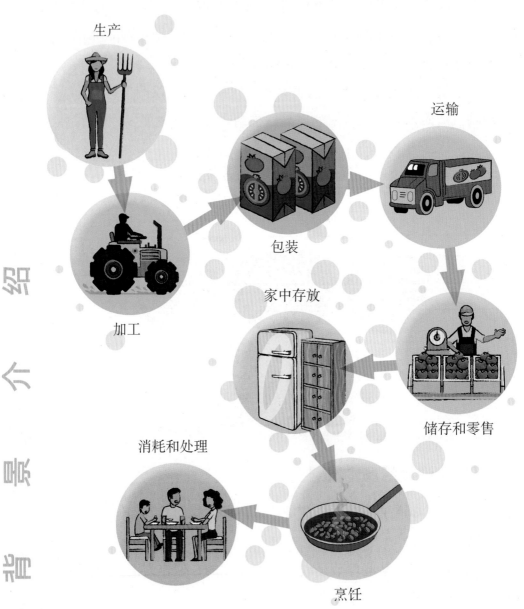

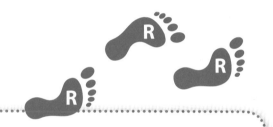

厉行节约

你听说过"环境足迹"这个词吗?

它是指日常行为对环境产生的影响。例如,我们消耗了多少能源和水资源,出门开车还是骑自行车,使用塑料购物袋还是自带布袋,等等。我们留下的足迹越少,对环境造成的危害就越小。

环境足迹中有很大一部分来自我们对食物的选择。因此,简单地改变饮食习惯,对地球大有裨益。

减少环境足迹的一个好方法是记住"3R"原则,该原则是对环境负责任行为的支柱,它包括:

* 减量化:尽量买包装材料少或无包装的产品,这样可以少扔一些垃圾。不浪费食物,生产过程中所需的资源就少了,而且餐厨垃圾带来的各种环境、经济和社会影响也会减少。
* 再使用:尽可能重复使用,不要直接丢弃。一般来说,重复使用优于循环使用,因为前者消耗的能源和资源更少。
* 再循环:再循环是指将废弃物转化为新的物质或产品,例如堆肥。了解你所在地区的回收服务,并努力将垃圾进行分类,尽可能循环利用。

以可持续的方式购买和获取食物

可持续的购物选择

你所购买的食物及购买方式能够产生重大影响。以下是一些注意事项和一般提示。

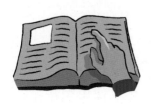

回归基本食物：形成营养、可持续的饮食习惯，最好多买全食，少买加工食品。例如，选择新鲜水果，而不是含糖果汁饮料。选择新鲜、完整的食材（少包装或无包装）而不是即食的餐食，选择无盐坚果而不是薯片作为零食，选择全谷物面粉而不是精制面粉。如前文所述，未经精制的食物更有益健康，因为它们富含纤维、维生素和矿物质，且额外添加的盐、糖、脂肪和防腐剂较少。全食对地球环境也更有益，因为生产过程中加工程度较低，包装耗材较少。自己下厨也很有趣，因为你会很清楚用到了哪些原料，而且自己做得更好吃。想想新鲜出炉的面包——简直美味！

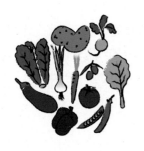

通过生物多样性改善膳食：多样化膳食对身体健康和自然环境均有益处。摄入不同种类食物，你更有机会获得身体所需的全部营养元素，还能鼓励农民生产品种多样的作物和畜禽，并保存动植物遗传资源。当地农村和研究人员正是靠这些原材料来提高粮食的质量和产量。

你可能听说过，生物多样性代表着地球上种类繁多的生命，但你有没有想过生物多样性在食物中发挥着什么作用？昆虫可为植物授粉，制作奶酪需要微小的细菌，在恶劣环境中人们依赖各类畜禽维持生计，还有成千上万种农作物在维持着全球的粮食安全，这些都是生物多样性发挥的作用。生物多样性还能带来味觉上的享受，发现和品尝当地各种传统美食也是趣事，能让饮食更多样化，这样做也支持农民多样化种植，为保护现有的食物品种做出贡献。

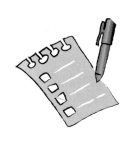

先计划，再购物：看看你的冰箱和橱柜里已经有的食物，哪些还没吃完，还需要买什么。首先要认真制定菜单。哪些食材还可以继续使用？如何用这些食材做一顿营养均衡的餐食？如何在制作过程中节约能源？

例如，如果和其他食物一起烹饪，是否可以节能节水？你还需要其他哪些食材？你选择的食材对环境和社会有什么影响？是否有其他更可持续的备选方案？回答了这些问题，你就可以列出一份详细的购物清单，不会因为忘记买某样东西再跑一次商店。井井有条，按需购买，周密的计划也有助于减少粮食浪费。

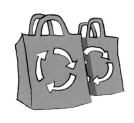

购物袋：不要忘记携带购物袋。布袋材质更坚韧，提重物更方便，这样就无需在商店购买塑料袋。

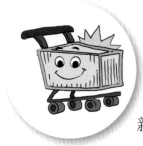

规划路线：你可能听过"食物里程"这个词，即食物的运输距离。然而，你知道吗，食品运输过程中的能源消耗和温室气体排放总量中有一半是由消费者的购物行为造成的。这是因为商业运输往往通过满载的轮船或火车大批量进行，而我们坐车出去可能只买几样东西。所以，减少出行次数，以及每次出行多办几件事，都是节能的好方法。做好购物清单后，你还可以估算一下哪条购物路线最高效，有多少路程可以步行或搭乘公共交通，或者也可以考虑和邻居、朋友乘同一辆车出行。

让购物变成趣事：不要认为购物是一种拖累或浪费时间。实际上，我们可以通过购物充分了解市面上能买到哪些食物，食物的产地、营养成分，以及烹饪方法。购物的过程中你可能会想到新菜式、新口味，使饮食更加多样化。

提示：肚子饿的时候不要采购食物。肚子饿的时候，所有食物都看起来很诱人，经不住诱惑的你会什么都想买，但这些食物要么没有营养，要么会被浪费掉。

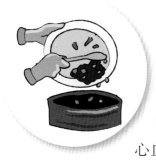

食材数量：尽量培养正确的食物数量概念，不要买那些你绝对不会吃的食物。请记住，因浪费食物造成的食物损失不可原谅，不仅如此，还浪费了土地、水和能源等宝贵资源。浪费粮食也是在浪费金钱。所以，不要因一时心血来潮冲动购物，要细心挑选，只买那些既有营养而且你也确定自己会吃的食物。

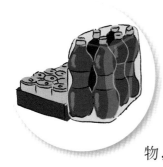

要留心特价商品：买一赠一和家庭装等"特价商品"，这种购物会超出你的实际需求，要多加小心。按重量计算，这样买可能比较便宜，但如果食物被浪费，最终会给你和环境带来更大的损失。然而，对于货架期较长的食物，例如罐头或瓶装食品，如果你确定能在过期前食用，那么购买和储存这类食物是合理的。

浪费性包装：包装对于确保食品安全必不可少，但包装的生产消耗了大量能源和资源，并造成巨大的浪费。查看一下你家里的垃圾箱——其中有多少来自于食品包装和厨房垃圾？通常，有些包装只是为了让产品更美观、更畅销。作为消费者，你可以在很大程度上影响产品的包装方式，也就是说，如果产品不环保，就不要购买。例如，不要买有太多无用包装层或包装中的各个部分（保鲜膜和卡片等）无法分离和回收的产品。购买包装可回收的食品，例如玻璃瓶装和罐装食品。购买散装食品，例如，买新鲜菜豆，不买菜豆罐头；买散装茶叶，不买茶包。购买无包装的果蔬，不买有保鲜膜、盒子等包装的果蔬。在肉店买肉，其包装往往比大型超市的肉类包装少。给自己设定一个挑战吧！看看你能使回收箱和垃圾箱中的食品包装减少几个。

可持续储存：逛当地市场时，想一想你所购买的食物是如何储存的。例如，储存罐装或瓶装番茄不需要消耗能源，也就是说，在打开之前，不需要把它们放在冰箱里，但制造瓶罐以及将番茄装瓶装罐的过程却消耗了能源。另一方面，冷冻食品在生产和运输以及在商店储存过程中都需要冷冻，最后你还需要把它放进冰箱冷冻室，整个过程中都在消耗能源。尽量多做调查，对要购买的东西有一个全面了解，包括生产过程，以及买回家后需要的储存条件。

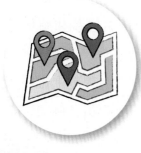

购买本地食品：查看原产国标签。运输会消耗大量能源，并排放温室气体。然而，请记住，在某些情况下，进口食品比在本地生产更加环保。例如，在炎热的气候条件下种植某些水果并将其出口，所消耗的能源要比在寒冷的气候条件下在温室中供暖为其创造适宜的生长温度要少。因此，尽量在当地购买无需特殊处理的本地品种，有助于你了解不同产品的产地及生产过程，购买本地产品也有助于促进当地的经济发展。

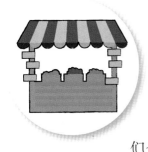

去农贸市场：如果当地有农贸市场，去那里购物是个不错的选择，能买到新鲜营养的本地食品，还能支持当地小农的生计。你也会对食物及其产地有很多的了解，因为你可以直接向农民询问任何有关他们所售农产品的问题，他们也会给你一些储存和制作食物的好建议。

选择有机和可持续农业：尽量购买以更可持续方式生产的食品。例如，有机农业旨在通过避免使用杀虫剂、除草剂和肥料来限制对环境的影响。此外，农民还通过间作和轮作、施用堆肥或粪肥等有机质的方式来培养并保持健康肥沃的土壤。有机农业还包括畜禽养殖，即养牛、养鸡等。在这种情况下，动物饲料不含激素和抗生素，且动物的生存空间更宽敞。我们选择以可持续方式生产的食物，也是在表明我们作为消费者的偏好，长期来看，会推动改变食物的生产方式。

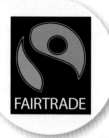

公平贸易：大多数情况下，吃本地应季食物是个不错的主意，但偶尔也可以享受一下当地不产、但很健康的进口食物。在这种情况下，应考虑购买公平贸易认证产品，确保你所购买的进口食物是以可持续方式生产的，并且农民受到了公平对待。但有时，就某些食物而言，进口比本地生产更有利于可持续发展（你能想到有哪些食物吗？小组讨论一下吧）。

亲自种植：最后，如果有花园、阳台或允许栽培植物的公共空间，可以考虑自己动手种植。自己种植新鲜健康的本地作物是件好事，能够节省食品开支，减少对环境的影响。坚持有机的做法会改善土壤质量，促进生态系统整体健康，减少农产品运输过程中的能源消耗。种植、除草、浇水和收获的过程也可以锻炼身体。自己种植作物，会与食物建立起纽带，更懂得种植的不易。

你知道吗？

　　全世界有两百多万人以食用昆虫作为蛋白质来源！昆虫无处不在，它们繁殖速度很快，且对环境的影响非常小。例如，要生产同样多的蛋白质，蟋蟀需要的饲料是牛所需饲料的十二分之一。了解更多信息，请查看此链接：www.fao.org/forestry/edibleinsects/en。

选择特定的食物类别

我们已经对可持续的购物选择有了整体了解，让我们来看看，针对具体的食物类别该如何做出选择。

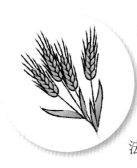

谷物：如前文所述，与精制谷物相比，全谷物不仅更有益健康，对环境的影响也更小，这是因为其生产过程中所需的加工和包装较少。然而，也应考虑到谷物类型和生产系统的差异。例如，稻米可以采用"旱作"和"水作"两种种植方法。你认为哪种方式更具可持续性？

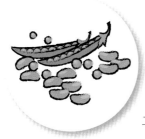

豆类：豆类（例如小扁豆、菜豆、鹰嘴豆）是一种很好的蛋白质来源——比动物产品便宜，且对环境的影响较小。它们还能从空气中捕捉氮元素，并将其转移到土壤中，为下一茬作物培肥土壤。

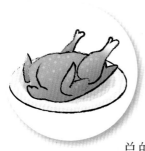

肉类：用其他美味的食品取代加工肉制品和部分红肉。在农业领域，肉类和肉制品是造成温室气体排放、森林砍伐、土地退化和生物多样性丧失的最主要因素。这是因为饲养牲畜（特别是养牛）或种植饲料对土地的需求量大。

总的来说，畜牧业生产占全球温室气体排放的18%，畜牧养殖占地球无冰土地面积的26%，牲畜饲料生产占用了33%的农田。此外，畜牧业用水量占全球用水量约8%。所以，无可否认的是，牛排和汉堡的生产严重消耗了地球资源！你可以少吃红肉，选择其他优质的食物作为蛋白质来源的替代性食品，例如菜豆、豌豆、小扁豆、谷物、坚果、籽类、豆腐、乳类、奶酪、蛋类、禽类和鱼类。吃红肉时，尽量选择当地生产的、来源可持续的肉类（例如，如果你住在澳大利亚，那么袋鼠肉是一种可持续的蛋白质来源，对南半球许多地方来说，鸵鸟肉也是如此）。也许你可以每周有一天不吃肉，例如在家中倡导"无肉星期一"。

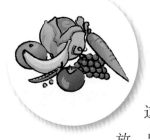

水果和蔬菜：若有可能，尽量选择应季的水果和蔬菜。这类果蔬更便宜、更成熟，更加营养美味。反季食物并不环保，因为它需要温室的人工供暖和照明，或长时间存放在冰箱里，而这两种情况都会消耗大量能源，造成温室气体排放。别忘了，应季果蔬的种类取决于你的居住地。

如右图所示，制作一个图表或表格，列出有哪些应季果蔬，以及你所在地区有哪些应季果蔬。

也不要丢弃那些外观奇怪可笑的果蔬：人们会扔掉那些看起来"可笑"的果蔬。有些果蔬可能长得奇形怪状，颜色诡异，体积太大或太小，但实际上都是完全可以吃的。购买这些有趣的水果有助于从整体上减少食物浪费。http://eatseasonably.co.uk/what-to-eat-now/ calendar

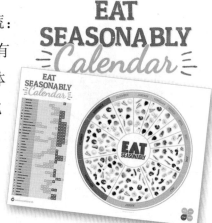

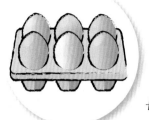

蛋类：你可能听说过几种常见的鸡蛋类型：有机鸡蛋、非笼养鸡蛋（cage-free）和散养鸡蛋（free range）。那么，它们之间有什么区别，我们又该如何选购呢？传统的鸡蛋生产方式下，母鸡生长空间狭窄，无自然光照，而生产非笼养鸡蛋的母鸡则能够在开阔的场地中自由活动。产有机鸡蛋的母鸡不养在笼子里，且部分生长过程处于室外，可以接触到自然光，并且食用的是经认证不含农药或肥料的有机饲料。有机养殖看上去更人性化，但通常母鸡不能一直在室外自由活动，只有部分时间在室外散养。

有一种较为新颖的标签叫做"完全室外放养鸡蛋"（pasture-raised eggs）。母鸡自始至终都在室外放养，自由觅食，只吃天然食物。有人认为，这类鸡蛋不仅更美味，还更健康。请记住，各个国家涉及标签的标准和做法都不相同，所以要花点时间研究一下你所在地区鸡蛋的各种生产方式。如有可能，当地小农场是购买新鲜鸡蛋的好去处。如果自家花园或校园里有空间的话，也可以考虑自己养鸡。

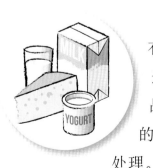

乳制品：有各种尺寸包装好的乳制品，也有在熟食柜台售卖的乳制品，可以按需购买，避免浪费。同样的，应考虑购买有机乳制品，因为这类产品来自以天然放牧方式饲养的动物，且未经抗生素、激素等其他药物的处理。

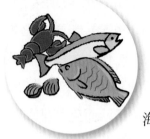

鱼类：购买鱼类要有选择性，也就是说，只买种群资源可持续的鱼种。目前，世界上超过70%的鱼类种群已处于完全开发或过度捕捞的状态。准备一本袖珍手册，随时提醒自己哪些海鲜可以享用，哪些现阶段不能吃。可以询问卖家，鱼是在哪里以及如何捕捞或养殖的。在餐馆里，也一定要问一问鱼的来源。购买时要检查是否有海洋管理委员会（www.msc.org）认证标志，这个简单的方法有助于你认准并购买放心可靠的水产品。

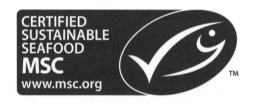

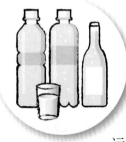

瓶装水：如果你有购买瓶装水的习惯，在这里告诉你几个惊人的事实：每年生产瓶装水所用塑料达150万吨！生产和处理水瓶的过程会向环境释放有毒化学物质。此外，为数众多的瓶装水的消费地距离产地十分遥远，必须远距离运输，这就消耗了能源，释放了温室气体。

如果自来水可以安全饮用，完全没必要购买瓶装水。不过在调整前还是要做一些调查，搞清楚当地的自来水是否安全，如果不安全，其原因是什么？改用自来水可以减少包装、运输和浪费对环境的影响。

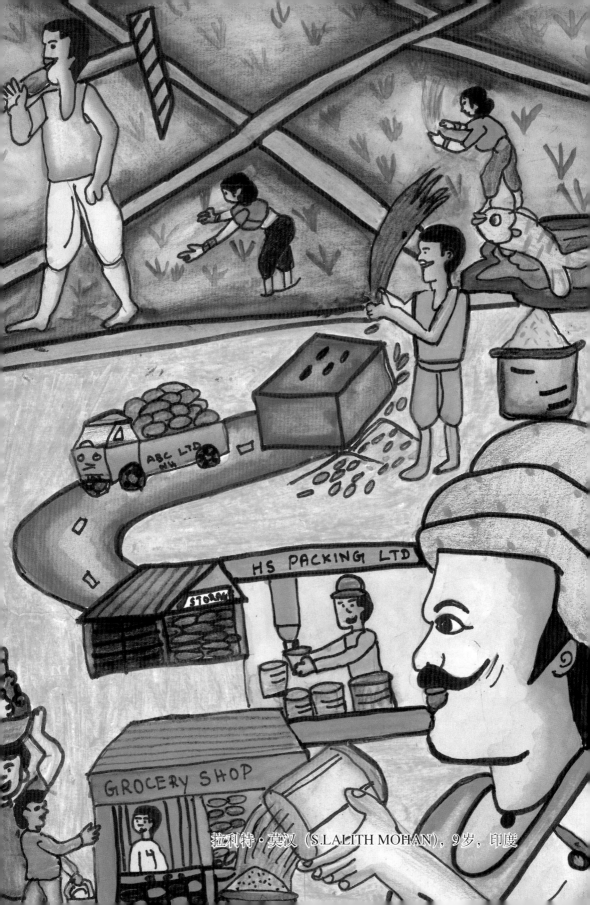

拉利特·莫汉（S.LALITH MOHAN），9岁，印度

节约和保存

选择了合适的食物之后，为防止食物浪费并减少环境足迹，一定要学会正确储存食物，并有效地管理你的厨房。请牢记以下要点：

FIFO（先进先出）：FIFO为储存食物和保持食物最佳风味提供了良好的指导。你应遵守以下厨房习惯：

1. 检查储物柜和冰箱里食物的保质期（列清单亦有帮助）；

2. 首先吃掉你最先购买或最先过期的食物；

3. 将新买的罐头食品存放在储物柜的深处；

4. 把已存放时间较长的食物放在柜门开口处，方便取用（www.thinkeatsave.org）。

写日记或日志：做笔记是记录饮食习惯并保持条理的好方法。提前计划一周的菜单，列出每餐需要购买的所有食物。

不必提前把所有的东西备齐，事实上，最好定期购买新鲜食物。但是，提前计划将有助于你形成全局观念，并做到物尽其用。做记录也有助于节约食物、时间和金钱。还应当开始记录在购买、储存和烹饪食物时留下的环境足迹。记下诸如包装、食物浪费、能源消耗以及我们在前文中探讨过的所有其他因素。

学习储存不同类型食物：保存食物的一个关键是知道如何妥善存放食物，使其保持新鲜，延长保存期限，并保存营养成分。例如，胡萝卜应装进带孔的塑料袋，放在冰箱里保存。而面包则不应冷藏，最好放在桌面上的面包收纳箱里。

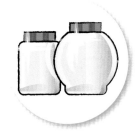

保持清洁：保持储存区清洁，并将食物存放在密封容器中，免遭害虫和微生物破坏。

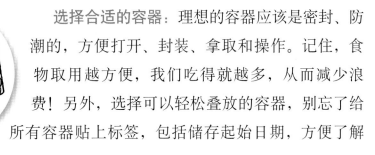

选择合适的容器：理想的容器应该是密封、防潮的，方便打开、封装、拿取和操作。记住，食物取用越方便，我们吃得就越多，从而减少浪费！另外，选择可以轻松叠放的容器，别忘了给所有容器贴上标签，包括储存起始日期，方便了解食物的保质期。

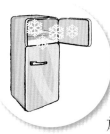

使用冷冻室：如果有冷冻室，你可以储存很多食物，以延长保鲜期。肉类、鱼类、乳制品，甚至蔬菜和面包都可以用这种方式储存。

需食用时，可以采取不同的化冻方式：把食物放入冷藏室，放在冷水里，放在微波炉里或直接烹饪。讨论一下，哪种方式更安全，哪种方式更环保？

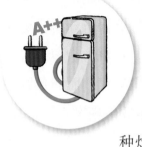

关注能源：新购置冰箱、冷冻柜、洗碗机、炉灶等电器时，要查看其能源效率。如今，许多电器都有能效标签，标明能耗。标有A＋＋＋电器消耗的能源可能比传统电器少60%。燃气灶和煤炉的效率也有惊人的差别。调查一下哪种灶具效率更高，更省钱，更有益于你个人和环境健康。

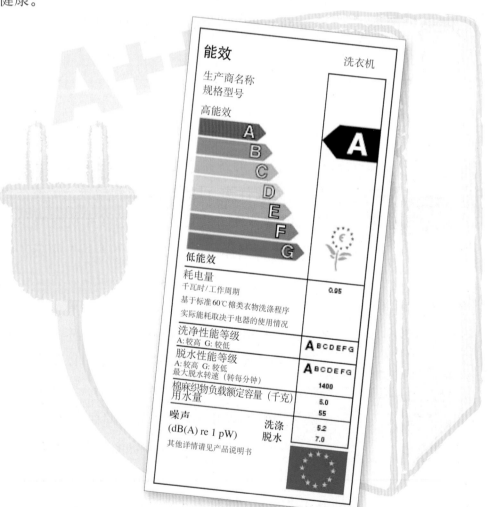

能效		洗衣机
生产商名称 规格型号		
高能效		**A**
低能效		
耗电量 千瓦时/工作周期		0.95
基于标准60℃棉类衣物洗涤程序 实际能耗取决于电器的使用情况		
洗净性能等级 A: 较高 G: 较低		**A** BCDEFG
脱水性能等级 A: 较高 G: 较低 最大脱水转速（转每分钟）		**A** BCDEFG
		1400
棉麻织物负载额定容量（千克）		5.0
用水量		55
噪声 (dB(A) re 1 pW)	洗涤 脱水	5.2 7.0
其他详情请见产品说明书		

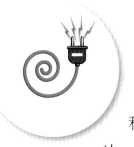

减少冰箱能耗：几个简单的步骤能提高冰箱的效率，在保存食物的同时还能省钱：不要让冰箱紧贴墙壁——否则散热受阻，会导致冰箱运行加快。同理，使冰箱远离热源（例如烤箱）和阳光直射。储量充足的冰箱，定期除霜和清洁，也会减少耗电量，延长使用寿命。

自己做饭有益于个人和地球的健康

与在外就餐或买即食食品相比，自己做饭有很多好处。首先，你可以清楚地知道食物中用了哪些原料，而且用料好，制作过程卫生，可以吃得安心。另外，做饭的次数越多，对食物和营养的了解就越深入。我们可以尝试不同的食材和调味料，而且要用健康食材，种类也要丰富多样。烹饪可以带来很多乐趣，是发挥想象力的好机会，还可以亲口品尝发挥想象力的成果！

你的烹饪方式也会对环境产生重大影响。本章，我们将深入研究烹饪，并探索营养最大化和环境危害最小化的方法，这两者往往是相辅相承的！

"我始终建议大家：
学习烹饪，
尝试新菜品，善于从失败中学习，不要怕做错，最重要的是享受烹饪的乐趣！"

知名厨师，茱莉亚·切尔德（JULIA CHILD）

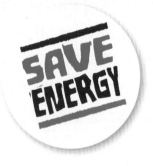

节能

减少烹饪过程中能源消耗的方法很简单：

★ 烹饪时使用清洁燃料（例如，不使用碳和煤油这类燃烧时会释放有害物质的燃料）。

★ 烹饪时要盖上锅盖——防止热量流失，提高烹饪效率。

★ 尽量使用小火或中火。

★ 锅具应能够覆盖炉灶。如果炉灶超出锅具外缘，就会有能量损失，需要换一个大一点的锅或小一点的炉灶。

★ 用一只锅完成一顿饭菜的烹饪。做汤或炖菜只需一个炉灶即可，十分节能。

★ 在饭菜快要做好时，关闭烤箱或炉灶，用锅里的余温将饭菜煮熟。

★ 少用水和油，做饭会更快。

★ 尽量使用高压锅，这样可以节省很多能源。

★ 不要把食物煮得过熟，这样不仅可以保存营养元素，还能节约燃料（煤气、木柴、电）。干豆类（菜豆、小扁豆、黄豆、鹰嘴豆）在清水中浸泡几小时再煮，可以缩短烹饪时间。

★ 使用烤箱时，尽量把整顿饭菜一次性放进烤箱（如果能放得下的话，甚可以把第二天的饭菜也放进去）。

★ 避免冰箱或烤箱门长时间处于打开状态。

★ 热腾腾的食物要待温度降到室温后再放入冰箱。热的食物会提高冰箱的温度，浪费能源，因为冰箱必须更努力地运行才能再次把温度降下来，而且也会使冰箱内所有食物面临安全风险。

节水

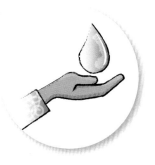

如果不多加注意，做饭的耗水量会很高。请牢记以下要点：

* 在厨房水槽上安装一个低流量水龙头。普通水龙头流量约为每分钟19升，而低流量水龙头为每分钟5升。
* 用大碗或大盆装水清洗水果和蔬菜，用刷子刷净后再冲洗，而不是全程在流水下冲洗。
* 提前计划也有助于节约用水。例如，与其用水为冷冻食品化冻，不如提前一晚把它们放进冰箱的冷藏室。
* 做饭的过程中尽量少用水，以节约水和燃料。水量刚好能淹没意面或马铃薯即可，少用水还有助于保留食物的风味和营养元素。
* 使用蒸笼时，在煮米饭、马铃薯或面食等淀粉类食物的锅具上放蔬菜蒸笼，这样做既能节能省水，还能少用几个盘子，留出更多炉灶空间来烹饪其他菜肴。
* 用煮食材剩下的水来做汤或浇灌植物（一定要先把水放凉！）。

绿色厨房

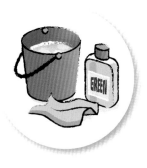

记住以下简单理念，打造绿色厨房：

* 购买经久耐用的厨具和餐具，不会在用了很短的时间后就不得不扔掉。
* 使用耐用的布巾，不用纸巾。
* 购买和使用无毒、可生物降解的厨房清洁剂和洗涤剂。
* 菜份量小一点，这样盘子里就不会有剩饭。少量多餐，把剩饭放进冰箱，第二天再吃。

> 提示：避免使用塑料或纸做的杯、盘、勺、叉和刀，这些一次性用品不能回收利用，会产生大量垃圾。另外，要买布质餐巾、洗碗巾和桌布，不要买餐巾纸和纸巾。

可持续的再利用和处理方法

买来的食物吃不完？是否需要处理一些蔬菜和果皮以及不可食用部分？很明显，首先我们应该尽量减少需要处理的食物的数量，不过，这里有几个方法，可以使我们确需扔掉的食物得到更可持续的利用。

吃掉剩饭

* 今晚剩下的烤鸡肉明天可以拿来做三明治。
* 切成小方块的面包可以做成油炸面包丁。
* 发挥创意吧！把在餐馆吃不完的食物打包带走，以后再吃。如果不想马上吃，就放进冰箱。我们很少有人会把餐馆的剩饭菜打包带回家，但不要不好意思这样做！

（来源：www.thinkeatsave.org）

制作堆肥

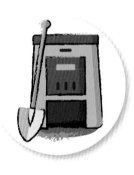

＊ 将有机材料（果蔬皮、蛋壳、茶叶、花草）放入堆肥箱，可免费获得天然肥料，滋养园圃和盆栽。

＊ 如果你住在城市里，没有自家园圃，那么请了解一下，是否可以在社区的绿化区域用可生物降解的厨余垃圾进行堆肥。

捐赠

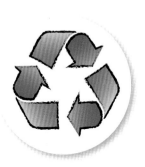

＊ 如果家里的食物吃不完，那么捐赠是防止浪费的好方法。不易腐食物和未损坏的易腐食物可以捐赠给当地的食物赈济库、施食处、储藏室和庇护所。了解当地和国家层面的相关计划，通常会为捐赠者提供免费的上门服务和可重复使用的食物收集容器。

再使用和再循环

当不可避免购买带包装和容器的食物时，尽量重复使用这些包装和容器。从现在起，多留意家里的食品容器，并发挥创意吧！

＊ 塑料购物袋用作垃圾袋。

＊ 将玻璃容器洗净，用来储存食物。

＊ 酸奶盒可以派上用场，用作花盆。

＊ 将盖子和泡沫盘用作花盆的托盘也不错。

＊ 纸袋可以用作包装纸。

＊ 盛放鸡蛋的硬纸盒可以拿去学校，制作手工艺品。

＊ 透明塑料瓶可以在园圃里用于防止幼苗受寒。

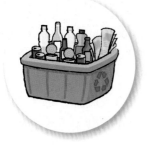

了解当地废品回收情况

* 把可回收垃圾箱放在主垃圾箱旁边，并将纸、玻璃、铝、钢和塑料分类。

* 在回收瓶子和容器时，将它们冲洗干净，取下盖子并挤压瓶体，以缩小体积。

* 了解你所在地区是否回收用过的食用油，可由回收企业收集并转化为燃料和电力。

延伸阅读：

* 食物浪费情况：www.fao.org/save-food/key-findings/en

* 联合国粮农组织关于食物浪费情况的视频资料：www.youtube.com/watch?v=IoCVrkcaH6Q and www.youtube.com/watch?v=RytEgwymDr0

* 《可持续膳食和生物多样性》：www.fao.org/docrep/016/i3004e/i3004e.pdf

* 教你如何制作菜单：www.thinkeatsave.org/index.php/planning

* 减少食物浪费：www.thinkeatsave.org/index.php/about/eat-tips

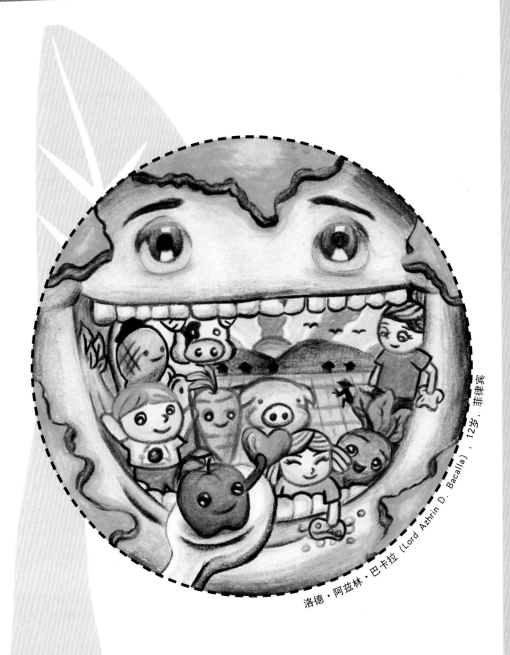

洛德·阿兹林·巴卡拉（Lord Azhrin D. Bacalla），12岁，菲律宾

菜肴：学以致用

既然我们已经学习了怎么可持续地购买、储存和烹饪食物，不如一起看看怎么吃得更可持续吧。记住：世界各地的食物可持续性不同，所以没有统一的可持续膳食方案。但是你可以根据本地情况和自身需求对这一章的建议方案加以改进，形成属于你自己的饮食方案。

燕麦牛奶＋一杯鲜榨橙汁

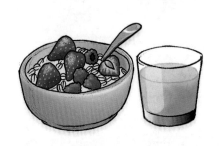

燕麦牛奶对健康十分有益。燕麦这种碳水化合物能够缓慢释放能量，你只要早上喝一杯，直到中午都不会饿，而牛奶富含钙和蛋白质。你也可以改进一下，在燕麦上放一层当地的时令水果或坚果，或者把牛奶换成原味酸奶。甚至可以自己种水果哦！用自己种的有机水果，可以减少环境足迹。因为你可以什么时候想吃就什么时候摘，不需要运输、包装、储存。如果自己种不了，可以去超市买，但是不要带包装。

要想满足每日400克果蔬的摄入量，喝橙汁是不错的选择，因为橙子富含维生素和矿物质，尤其是维生素C。不过超市里的橙汁都是经过加工和包装的，倒不如自己鲜榨。

想一想：如果现在不是吃橙子的季节或者你们那里不产橙子，还能榨什么果汁呢？

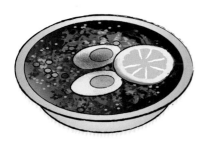

小扁豆、藜麦、羽衣甘蓝汤

汤不仅味道丰富，饱腹感强，而且营养含量高，因为蔬菜中的维生素和矿物质等营养元素全融入了汤中。小扁豆和藜麦含有丰富的蛋白质、纤维和矿物质，羽衣甘蓝则含有大量 β-胡萝卜素、维生素K、维生素C和钙元素，营养含量极高。

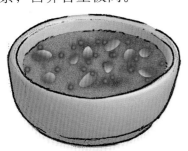

奶油南瓜汤（含菜豆、豌豆、小扁豆和玉米）

菜豆、豌豆、小扁豆这三种豆类营养丰富，做成汤既健康又好喝。豆类不仅含有碳水化合物和蛋白质，而且富含维生素和矿物质。其中小扁豆和菜豆的饱和脂肪和胆固醇含量低，还可从中获取铁、硫、铜、锰和叶酸，豌豆富含维生素A、维生素B_6、维生素C和维生素K。此外，玉米富含抗氧化剂和纤维，营养价值也很高。

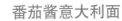

番茄酱意大利面

意大利面是很多人的最爱，特别是意大利人。因为意大利面不仅美味，而且可持续，方便快捷。但如果想让意大利面更营养、更环保，就不要搭配现成的酱汁。因为这种酱汁高糖高盐，而且加工和运输过程需要耗费能源。不如用新鲜番茄、罗勒和其他食材自己动手做番茄酱吧。番茄以富含抗氧化剂而闻名，而且富含维生素A和维生素C。除了番茄外，酱汁里还可以搭配其他蔬菜，比如西葫芦和茄子，甚至是菜豆和小扁豆。发挥想象力吧，因为几乎所有食材都可以用来做意大利面酱。你也可以尝尝全麦意大利面或者用其他谷物、豆子做的意大利面，因为这种面不仅更健康，而且生产过程耗能更低。如果想更环保，可以在当地农贸市场买菜，这样就不用包装了，也减少了运输。如果想再环保一点，不如自己种蔬菜、做酱汁吧！

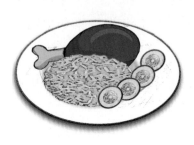

印度烤鸡块＋印度米片＋新鲜黄瓜

印度烤鸡块是一款非常好做的印度菜，只要把鸡肉块放在特殊香料中腌制，再穿成串烧烤即可。印度烤鸡块可以搭配新鲜的黄瓜片，黄瓜水分充足，含有人体必需的营养元素。黄瓜肉富含维生素A、维生素C和叶酸，黄瓜皮富含纤维和镁、钼、钾等矿物质。肉是健康饮食的重要成分，有了肉，这道菜不仅美味，而且提供了人体所需的蛋白质。此外，相比于牛羊肉等肉类，生产鸡肉的水足迹更小，更加环保。印度米片其实就是压平了的大米，混合了多种香料、坚果和籽类，因此香味浓郁，富含人体必需脂肪酸和维生素E。如果想更环保，可以吃印度糙米片，因为糙米未经精制加工，生产过程耗能较少，而且其蛋白质、硫铵素、钙、镁、纤维和钾的含量更高。

鱼＋薯条＋豌豆

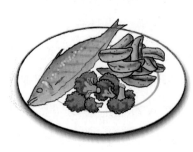

鱼不要炸，可以和薯条一起放架子上或放烤箱里烤。薯条可以换成水煮土豆或糙米等食材。可以用让水分完全蒸发的方式来煮糙米，也就是说只需加入一点点水，这些水会被完全吸收和蒸发，不用沥出。这样一来营养元素不会流失，而且因为不用加热这么多水，消耗的能量也就更少。记得用新鲜豌豆，不要用冷冻豌豆，也可以换成西兰花等蔬菜。煮饭锅上放蒸笼蒸豌豆，这样能更好地保留营养物质，节省能源。还有很重要的一点：去哪里买鱼？买什么鱼？买之前要研究一下哪种更可持续哦。

蔬菜鹰嘴豆咖喱

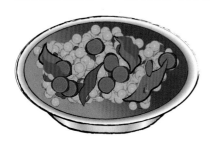

蔬菜富含维生素和矿物质，营养含量高，有利于身体发育和维持健康，如果想吃蔬菜，做这道菜是不错的选择。也可以使用应季蔬菜，这样你每次做这道菜就能吃到不同的蔬菜了。鹰嘴豆富含碳水化合物和蛋白质，以及所有人体必需的氨基酸。

延伸阅读：

如果你刚开始学做饭，不如上网看看吧。网上有各种各样的食谱和烹饪秘籍，比如以下网站：

改变一生食谱大全（Change for Life Recipe Finder）：www.nhs.uk/Change4Life/Pages/meal-planner-recipe-finder.aspx

我的餐盘我做主——儿童版（Choose My Plate Kids' Place）：www.choosemyplate.gov/kids/Recipes.html

风味小零食（Cool Treats）：www.cdc.gov/bam/nutrition/cool-treats.html

健康食谱（Health）：www.health.com/health/food-recipes

网医生（WebMD）：http://webmd.cn/

厨房（The Kitchn）：www.thekitchn.com/recipes

可持续选择的对照清单

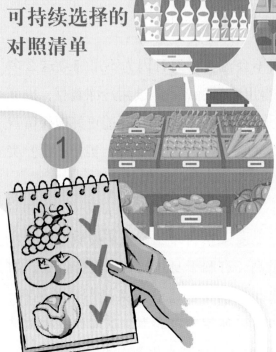

2. 在超市里
——考虑哪些因素

* 这个东西在我的购物清单上吗？不在的话，要不要加上去？

* 这个食物产自哪里？是本地吗？还是从很远的地方运过来的？

* 是当季的吗？

* 这个食物的生产、加工和运输是不是耗费了很多能源和水等自然资源？

* 这个食物的生产过程有没有造成社会影响（比如，农民和工人有没有得到报酬和公平的待遇？他们的健康有没有因为收割作物而受到影响）？

* 这个食物有没有可持续认证？是不是有机的？

* 这个食物是不是包装过度了？包装材料好不好拆？

* 有没有全谷物、非精制、未经加工的替代品？

1. 去超市前——做什么

* 看看橱柜里有什么食物，避免重复购买；

* 做餐食计划时，尤其要注意纳入快过期的食物；

* 列菜单时想想当下有哪些应季果蔬；

* 正餐和零食要营养均衡；

* 列购物清单，只买需要的东西；

* 自带购物袋；

* 走路、坐公共交通工具去超市，或者和朋友、邻居拼车。

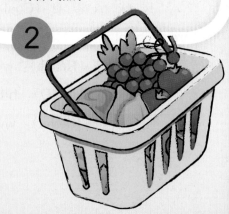

* 烹饪或准备这个食物需不需要耗费大量能源和水（比如需要高温加热好几个小时）？
* 做完你一定会吃吗？还是可能会扔掉？
* 这些食物搭配起来，是不是营养又均衡？

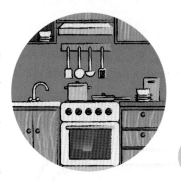
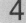

3. 回到家里——存放食物

* 把需要冷藏的食物赶紧放进冰箱，以保鲜保质；
* 把必须室温存放的食物放进橱柜，保持橱柜凉爽干燥；
* 把即将过期或需要马上吃掉的食物放在最前面，可以一眼就看到。

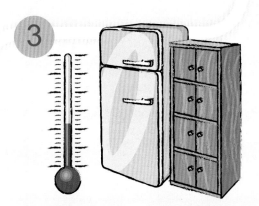

4. 回到家里——烹饪食物

* 需要多少水，定量用水，这样既可以节约用水，也可以缩短烹饪时间；
* 锅盖盖好，烤箱门关紧，以防热气流失。

* 有什么配菜能和主菜一起放进烤箱里烤，以使节约能源？
* 用剩菜再做一顿饭（比如第二天的午餐便当），或者喂小动物。

5. 回到家里——废物利用

* 掌握好量，一顿吃不完的留着下次吃，尽量减少食物浪费；
* 没办法再利用的有机剩菜可以用来喂鸡、堆肥，或者扔到可回收有机垃圾桶里；
* 重复使用或回收利用纸质和塑料包装；
* 监测一下你们家产生了多少食物残渣等废弃物，想想怎么才能减少这种浪费；
* 记住三个关键词：减量化、再使用、再循环！

第五章
行动起来

政府和国际组织的行动

怎样才能吃得好、活得健康？这方面的知识你已经学到很多了，但是实践起来好像是个巨大的挑战。不用担心！全世界各地的政府和机构正在和你一起为此努力，而且已经提供了实用的信息和建议，帮助人人享受健康。国际社会也在作出下面这些努力，让人们吃得营养、活得健康。

国际组织

联合国粮农组织、世卫组织、联合国儿童基金会、世界粮食计划署等众多国际组织致力于在全球范围内改善营养，把握全局，从根源入手，解决贫困和营养不良问题。

公共政策

政府可以通过政策实施等多种途径倡导健康膳食。

举个例子，瑞典和挪威就采取了世卫组织关于食品营销的建议，禁止在儿童电视节目中插播"垃圾食品"广告。政府也可以提升不健康食品的价格，降低健康食品的价格，或让人们更容易买

164

到健康食品。比如，匈牙利对高盐、高脂肪、高糖的包装食品征税；2009年，欧盟发起了"欧盟学校水果项目"，鼓励学校免费发放水果和蔬菜。所以，让政策制定者重视优先解决食物和营养问题很重要。

公共活动

世界各地的政府和机构也在开展趣味横生、引人注目的活动，鼓励人们吃营养食物、过健康生活。比如，英国的"每天五份果蔬"（5 A DAY）运动为人们提供了实用的建议，鼓励人们每天食用五份果蔬；美国的"我的餐盘我做主"（Choose My Plate）网站提供了食谱、日常饮食计划和营养信息；巴西政府实行了"零饥饿"（Fome Zero）计划，提供财政补助，科普健康饮食习惯，开设经济型餐厅，以此抗击饥饿；巴西还每年举办有机食品周，在全国各地开展研讨会、展览和品鉴会，推广宣传有机农业。

食品质量

大多数国家都有负责监管食品质量和保护消费者健康的部门，如美国食品药物管理局（www.fda.gov）、坦桑尼亚食品和药物管理局（www.tfda.or.tz）、英国食品标准局（www.food.gov.uk）和中国国家食品药品监督管理总局（http://eng.sfda.gov.cn/WS03/CL0755/）。这些监管机构密切留意着食品安全标准，为消费者提供营养和食品安全方面的实用信息和建议，发挥着十分重要的作用。其中部分监管机构还负责监管食品标签和营销手段，尤其是针对儿童的食品营销。

你的行动

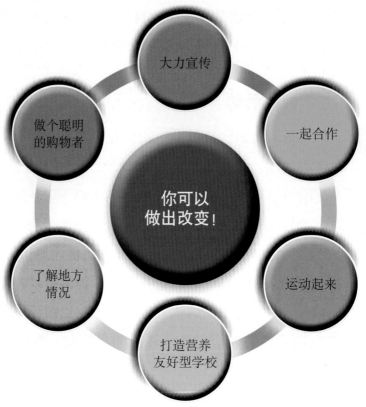

既然已经掌握了必要信息，那还在等什么呢？赶紧行动起来吧！你不需要一夜之间彻底改变生活方式，但可以从现在开始每天作出一点点改变。比如，用苹果或新鲜蔬菜代替薯片，或者在花盆里种点香草。哦对了，不要忘记拉上小伙伴一起开启这段有趣的旅程哦！以下是一些行动建议。

运动起来

读到这里，你一定也明白了，要想改善健康并保持下去，光靠吃得好是远远不够的，锻炼也必不可少。要培养积极的生活方式，方法有很多，许多体育运动和娱乐活动都有效果。你可以学习一项新的运动，比如足球、网球、慢跑或骑自行车。体育锻炼不仅很有意思，而且也是不错的社交方式，能让你身心舒畅。但是不论做什么运动，都要注意循序渐进，不要一下子运动过度，应该从简单的开始，逐渐加大强度。先热身，再开始锻炼，锻炼前后都要拉伸肌肉。

打造营养友好型学校

世卫组织、联合国粮农组织和合作伙伴正在为各国制定和实施有关营养友好型学校建设的政策和计划提供支持，比如世卫组织的营养友好型学校项目就为学校解决营养不足和肥胖问题提供了项目设计框架，列出了学校需要达到的26条标准，如制定学校营养行动计划，对职工进行营养教育，增设营养课程，创造营养友好型环境（不贴广告、保持环境卫生、给学生体育锻炼的机会等），为健康和营养服务提供支持等。和老师一起把你的学校打造成营养友好型学校吧！

了解地方情况

想一想：你生活的地方有哪些传统食物？哪些是本地产的，哪些是进口的？这里有没有卖本地生产的应季农产品的农贸市场？

你吃的菜里添加了哪些传统香草和香料？这些香草和香料有什么好处？这里的气候适合种什么农作物？你们国家的农业和畜牧业生产情况如何？这里的自然环境和你的健康之间存在什么联系？你可以和农贸市场里的人聊一聊，或者咨询当地负责农业、食品或健康的部门，获取更多相关信息。

做个聪明的购物者

怎么做个聪明的购物者？你已经在这本手册中学到了很多方法，若要学以致用，还需做到井井有条。你需要提前列好每周菜单，确保营养均衡全面；买时令果蔬；采纳这本徽章手册可持续膳食章节的建议；带动家人、朋友和你一起改变购物习惯，更加关注环保。要去找参与有机认证、公平贸易认证等认证计划的产品，比如欧盟的公平贸易基金会（www.fairtrade.org.uk）和海洋管理委员会（www.msc.org/cn/）标志等有机标志，可保证产品的生产过程符合相关环境和社会原则。

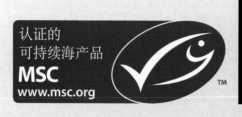

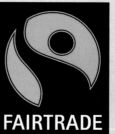

一起合作

集体的力量大。不如和家人朋友一起养成健康习惯吧，一起做个运动、跑跑步或者走路上学。你们可以分工合作，一起买菜做饭，让买菜做饭不再只是无聊的差事，而变成有趣的集体活动。你们也可以一起探索新食谱，邀请其他朋友来分享美食。你们甚至可以在社区里找个地方，或者用亲友自家的园子，一起开垦菜园。但要记住，种菜是需要付出大量精力和责任心的，参与的人越多越好。

大力宣传

科普食物小知识，让家人、朋友和社区居民认识到营养问题的重要性。你只要采取一点点小行动，哪怕只是在社交媒体上发些食谱，也能鼓励你的朋友更加关注健康。你也可以开个博客，写写你每天的健康习惯，或者向报刊杂志投稿。想想你还可以通过什么途径和社区居民分享有用的信息，一起行动起来吧。

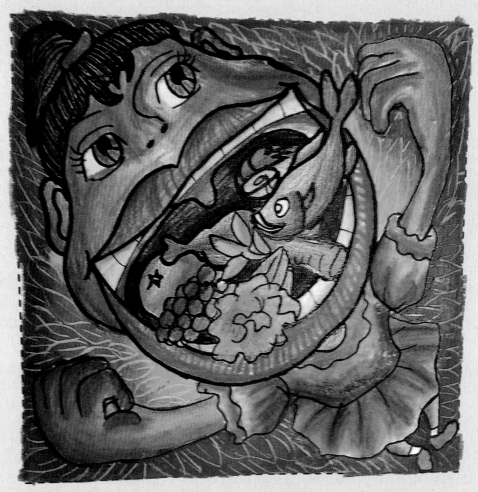

温内斯·阿里德林吉（Wynneth Aridelyngees），9岁，印度尼西亚

169

第一章

健康的
生活方式

在1.1和1.2中选择一门必修活动课，并至少选择一门选修活动课。

完成"健康的生活方式"活动课程后，你将能：

* 辨认和解释影响健康的主要因素；
* 认识到不同的个人选择和习惯对身体健康的影响有好有坏。

在下列必修活动课中
二选一：

1.1 级别 ③②① **健康游园会** 邀请当地居民、朋友和家人一起在社区里庆祝健康日，为大家组织丰富多彩的活动。比如，举办小型奥运会，开设跑步、跳远、跳高、接力跑等传统项目，同时开设袋鼠跳、手持勺子托鸡蛋赛跑、两人三足等新式项目；举行健康和营养知识竞赛；玩趣味游戏，让大家边玩边锻炼。你也可以发挥自己的创造力，制作关于营养、卫生和锻炼的手册、海报和传单；邀请当地健康专家来参加活动，为大家答疑解惑。

1.2 级别 ③②① **比赛开始！** 记录下你每天的体能活动（走路、学习、玩游戏、跑步、跳、做家务等），和其他学员比一比你们的活动情况。你和他们比有多爱动？你一天中要坐多长时间？你平常是不是要多动一动了？然后，列出大家都想尝试的团体运动和游戏，制订一份活动计划，下次见面前十五分钟就进行这些活动。

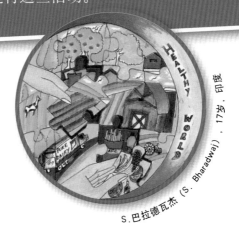

S.巴拉德瓦杰 (S. Bharadwaj)，17岁，印度

在下列选修活动课中
至少选择一门：

1.3 动物模仿会 这是个能让你动起来的趣味小游戏。怎么玩呢？

级别 ① 大家围成一个圈，每人选一个自己喜欢的动物，为这个动物指定一个动作，比如猴子走路、青蛙跳、虫子蠕动、蜘蛛爬、熊匍匐等。一个人说自己是什么动物，做相应的动作，紧接着说另一个人是什么动物，做他相应的动作，以此类推。每个人都轮到后，再加快速度。如果想再有意思一些，也可以加上模仿动物的叫声哦!

1.4 晚餐之歌 你听说过"怪人奥尔"扬科维奇（Weird Al

级别 ③②① Yankovic）吗？他模仿名人名曲，进行了诙谐搞笑的再创作，比如他把迈克尔·杰克逊（Michael Jackson）的名曲《Beat it》改编成了《Eat it》（www.youtube.com/watch?v=ZcJjMnHoIBI）。选一首你喜欢的歌曲，以营养为主题改编歌词，下次大家一起来唱这首歌。

1.5 保持卫生 开始留意日常卫生状况，首先是个人卫生：你是不

级别 ③②① 是每天都洗澡？有没有做到勤洗手（比如饭前便后、户外运动后）？此外，还要关注家庭和学校的卫生。哪些方面还有待改进？卫生状况的改善会对你的生活产生什么影响？比如：你们学校有几个卫生间？如果这些卫生间再干净一点，是不是更方便使用？如果对家庭或学校的卫生状况有不满意的地方，可以和家人、老师聊聊如何改善现状。

营养徽章训练课程

1.6　做个好梦　你的睡眠充足吗？青少年儿童平均每晚需要8～10

个小时的睡眠时间。跟踪自己的睡眠情况，不仅包括睡眠时长，还有睡眠质量。你晚上睡觉会突然醒过来吗？醒来多少次？容易入睡吗？会时不时地做梦吗？睡醒后感觉神清气爽还是疲惫不堪？在学校早晨会犯困吗？有手机的话，可以下载一个应用程序来追踪自己的睡眠情况。如果你睡眠不好，可以研究一下原因，是睡前吃东西了？还是睡前电视看太久了？相关信息和建议详见网站：http://kidshealth.org/teen/your_body/take_care/tips_sleep.html

1.7　医生好!　邀请医生或营养师来和学员进行交流，学员可以就健康、饮食和锻炼提问，比如：哪些营养好吃的食物能代替你最喜欢的零食？你们这个区域主要面临哪些营养挑战？大力水手吃了菠菜真得就能变强壮吗？好好利用交流的机会，把所有问题都提出来。结束后，大家聚在一起，比较一下各自的笔记，哪些信息让你出乎意料？哪些信息你已经了解？回到家后，向家人汇报一下今天的收获。

1.8 健康观察 为每位家人制订一份健康清单，内容包括你
级别 ③ ② ① 在"健康的生活方式"这一章中学到的所有健康要点，
如良好饮食、定期锻炼和充足睡眠。把清单放在显眼的
地方，大家做到一项就打一个钩，比如一整天没有吃垃
圾食品、找时间做了运动、做了体检等都可以打钩。有
手机的话，也可以下载应用程序来帮你记录健康生活方
式的养成情况。月底看看谁打的钩最多，然后其他人为
赢的人做一顿大餐，庆祝一下。

1.9 健康露营之旅 和其他学员一起组织一次健康的露营或远足之
级别 ③ ② ● 旅。每个人设计一天的菜单，再把每日菜单收集起来放进一本食
谱。分工做饭，让每个人都参与进来。露营过程中也可以安排一
些体能活动，如徒步、攀岩、舞蹈、瑜伽、骑马、团体运动等。

1.10 水资源项目 每次用水都记录一下，如果你完成某些活动或任
级别 ③ ② ● 务时无水可用会怎么样？列举水资源不足会对人们的生活造成
哪些不良影响。想想世界上每天都面临缺水问题的数百万人
口，我们应该如何节约用水呢？向大家承诺自己会在哪方面减
少用水。大家分成几个小组，每组在全球范围内选一个区域，
研究这个区域的水资源情况。是否存在短缺的情况？是否存在
因安全饮用水和环境卫生设施不足而导致的健康问题？这些问
题有多严重？如果你想了解各区域和各国的安全饮用水和环境
卫生设施情况，可以浏览世卫组织/联合国儿童基金会联合监
测方案网站（www.wssinfo.org）。下次聚在一起时，每组就自
己选择的区域轮流进行展示。

1.11 **参观健康中心** 参观当地的健康中心，或者邀请那里的工作人员来和大家讲讲做这份工作面临哪些挑战，以及健康中心为营养不良或身体不好的人群提供了哪些服务，想想你能为这些健康中心提供哪些帮助。

级别 ❸ ❷ ●

1.12 **病菌百科知识** 学习病菌是什么，会出现在哪些地方，以什么方式传播，对人们的健康会产生哪些影响（比如引起一些常见的传染病），容易感染哪类人群，如何远离病菌，以及如何减少病菌的传播。列个表格，整理一下疟疾、麻疹、肺结核、流感、腹泻病、霍乱等常见传染病的病因和传播途径，以及能够引起食物中毒等疾病的病菌，列好后在学员中进行展示。

级别 ❸ ❷ ●

1.13 **健康讨论** 查一查你所在的国家有哪些健康问题或疾病十分普遍？其中哪些是可以避免的？政府为相关患者投入了多少财政医疗卫生资金？如果能在感染之前对这些疾病加以防控，能节约多少资金？你觉得怎样才能改善疾病防控工作？比如，是否需要为公众提供更多信息，让人们更容易获得食物、安全水源和卫生设施？和其他学员或同学组织一场小组报告会，在会上深入讨论这些问题并回答大家的问题。

级别 ❸ ● ●

1.14 经老师或领队同意开展的其他活动。

级别 ① ② ❸

第二章

健康的
饮食选择

营养徽章训练课程

在2.1和2.2中选择一门必修活动课，并至少选择一门选修活动课。

完成"健康的饮食选择"活动课程后，你将能：

✻ 认识到饮食丰富对于满足各方面营养需求和健康的重要性；

✻ 分辨出当地的哪些食物富含碳水化合物、蛋白质、脂肪、必需维生素和矿物质。

在下列必修活动课中
二选一：

2.1 百乐餐 列出维生素、矿物质和蛋白质等所有人体必需的营养元素，然后组织一次聚餐，让每个人自带一道菜。邀请亲朋好友参加，大家都猜猜每道菜含有哪些营养元素，一起踏上营养之旅。

级别 ③ ② ①

2.2 写饮食日记 坚持写一周的饮食日记，记录下你这一周吃过的所有食物，包括正餐和零食。有手机的话，可以下载个应用程序帮你记录。日记内容可以参考本手册第176页，一周后评估一下：你吃得营养均衡吗？哪里可以改进？和爸爸妈妈聊聊你觉得家里的饮食应该做出哪些改变，然后行动起来吧。

级别 ③ ② ①

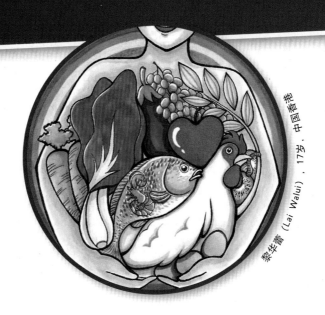

黎华蕾 (Lai Walui)，17岁，中国香港

饮食日记（2.2）

参考内容：

你做到一日三餐了吗？

你在三餐之间吃了两至三种零食吗？

去上学前吃了营养早餐吗？

中午在学校吃了午饭或午餐便当吗？

你的膳食中是否含有：

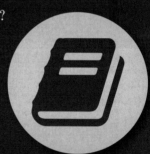

- 足量的米饭、玉米、谷物、马铃薯、木薯、面包、面条？
- 足量的蔬菜，尤其是深色绿叶菜和橙色蔬菜？
- 足量的新鲜水果和果干？
- 充足的肉、鱼、菜豆、豌豆？
- 充足的牛奶、酸奶、奶酪、鸡蛋？
- 少量的脂肪？

你吃了多少糖和甜食？

喝了多少含糖饮料？

你吃了哪些纤维性食物？

你吃了哪些含蛋白质的食物？

你觉得你的蛋白质摄入量充足吗？

你主要摄入的是植物蛋白还是动物蛋白？

你摄入的食物中哪些脂肪含量高？

你的脂肪摄入量合适吗？太多了，还是太少了？

你认为你能够从目前的膳食中获得充足的必需维生素和矿物质吗？

你会不会吃很多种食物，以确保摄入所有人体所需的维生素和矿物质？

你所摄入的营养元素能够为身体带来哪些好处？

你所摄入的营养元素和哪些健康问题有关联？

你喝够水了吗？

如何通过调整饮食满足身体的营养需求？

在下列选修活动课中
至少选择一门：

2.3 　**最爱吃的食物** 　你最喜欢吃什么食物？列出这些食物含有的必需营养元素，这些食物该怎么吃会更健康？比如你最喜欢吃披萨，能不能自己从头开始做一个披萨，而不是点外卖或吃速冻披萨？列出五种方法，把最爱吃的食物变得更营养、更可持续吧。

难受级别
● ❷ ①

2.4 　**探索饮食文化** 　不同文化背景下，人们的吃饭时间和饮食习惯大有不同，那么就来探索一下其他国家和文化的饮食习惯吧。你有没有经历过不同的饮食偏好、吃饭时间和传统？比如有些文化中，人们喜欢用手吃饭；而有些文化中，人们喜欢坐在地上吃饭，而不是在桌子上吃饭。了解一下你所在社区中来自不同文化背景的人们都有哪些饮食习惯。

你也可以和来自不同文化背景的朋友聊聊他们的饮食习惯，比如：一天吃几顿饭？什么时候吃饭？是一家人坐在一起吃，还是大人和小孩分桌吃？谁买菜，谁做饭？一天中哪顿饭最丰盛？大家都吃早饭吗？然后重新分组，对比一下你们的讨论结果。

级别
❸ ❷ ●

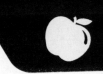

2.5 发明小游戏 和学员进行头脑风暴，发明一个小游戏，比如小
测试、猜谜题、真假判断题、填字游戏、桌游、记忆游戏、宾
戈游戏等。目的在于借助玩游戏的机会，向大家科普营养知识，
让大家知道每类食物都要吃，而且每类食物要吃很多种。游戏
发明好了之后，和家人朋友一起玩吧。

级别 ③②①

2.6 学习更多知识 阅读《为了健康吃得更好》教材（www.fao.org/
docrep/017/i3261e/i3261e00.htm），进一步学习我们能从食物
中获取哪些营养元素，这些营养元素有什么功能，以及均衡饮
食有多么重要。学习第四课"大量元素"和第五课"微量元素"
（链接同上），从每门课的活动中选择至少三项做起来。

级别 ③②①

2.7 了解食品标签 做个表格，列一列你家吃的食物中含有哪些营
养元素。第一列是食物名称，第二列是营养元素。例如：
• 菜豆　• 碳水化合物、蛋白质、纤维、叶酸、铁
包装上的食品标签能提供非常实用的营养元素信息。收集食品
标签，越多越好，把上面的营养元素信息抄到你的表格里，然
后把表格贴在你家厨房、学校食堂或公告栏上。这样的话，孩
子、家长和访客一眼就能看到。

级别 ③②①

2.8 身体和饮食 画一张人体海报，画上眼睛、牙齿、头发和指甲
等，细节越丰富越好，然后标注吃哪种食物对哪个身体部位好。
比如，牛奶对骨骼、牙齿和指甲的生长好，胡萝卜对眼睛好。
画完之后，向其他学员展示你的海报。

级别 ③②①

营养徽章训练课程

2.9 做饮食计划 两人一组，互相为对方制订一天的饮食计划。制订计划时要考虑到对方的体型和体能活动水平，而且要在含有适量的五类食物的同时保证味道。不要忘了零食哦！有条件的话，互相为对方做正餐和零食，或者严格按照对方制订的计划安排自己的饮食。然后重新分组，一起讨论：大家觉得别人给自己制订的饮食计划怎么样？能坚持执行下去吗？和自己平时的饮食习惯有什么不同？

级别 3 2 1

*由于可能需要使用尖锐厨具和烤箱，1级和2级的学员必须在大人帮助下完成这一活动。

2.10 知识竞赛 在学校里组织一场知识竞赛，按照年龄段对选手进行分组。首先，和老师或领队一起准备问题和答案；然后，买一些健康的小零食作奖品。竞赛的主要目的在于让大家享受乐趣的同时，思考粮食和营养问题。赶紧组织起来吧！竞赛问题可以包括：

级别 3 2 1

- 说出对你这个年龄段特别重要的三种营养元素。
- 为什么这些营养元素对你这个年龄段特别重要？
- 说出五种能够提供这些营养元素的食物。
- 说出三种能为你的学习和玩耍提供充足能量的食物。
- 说出五种有利于正常身体发育的食物。
- 说出三种样对骨骼发育有益的食物。

2.11 **调制饮料** 试着做几款健康的无糖或少糖饮料。比如，水里放几片薄荷叶，滴一些柠檬汁，就成了一杯清新提神的饮料。做花草茶也很有意思，值得一试。自古以来，全世界各地的人就会用香草、叶子、根、水果和谷物来制茶。了解一下你所在地区产哪些草药。你能摘到这些草药，用来泡茶吗？学一学怎么用薄荷、甘菊、罗勒、百里香、姜和柑橘皮调制饮料，也可以了解一下如何用金盏花、莳萝、芦荟和桉树等草药来缓解病症，刺激食欲，缓解口腔溃疡、咽喉肿痛和皮肤外伤。你还能想出哪些健康低糖饮料？注意：用草药前一定要征求医生意见，一定要和懂草药的大人确认自己没有用错草药。

级别 ❸ ❷ ❶

*由于要用热水泡茶，1级和2级的学员必须在大人帮助下完成这一活动。

2.12 **研究营养不良问题** 分成小组，每个小组研究一种形式的营养不良问题（详见第90页），比如：

级别 ❸ ❷ ●

• 微量元素缺乏症（如贫血）；
• 超重和肥胖。

你可能没想到，即使是世界上最富有的国家也存在营养不良问题。无论研究哪种营养不良问题，都要探究问题的原因和影响。为什么这一问题这么普遍？最后针对不同形式的营养不良问题进行展示，然后重新分组，再向新的组员展示研究成果。

2.13　了解肥胖问题　针对儿童肥胖的主要原因进行讨论，如：喝太多软饮，吃太多甜食或垃圾食品，看太久电视或玩太久电脑而不去运动，水果和蔬菜吃得太少，不吃早饭，乘车而不是走路或骑自行车去学校，体育课上得不够多。这些习惯在你生活的地方普遍吗？为什么？还是说当地儿童肥胖问题不算严重？原因又是什么？

级别

2.14　开展关于节食的辩论　近来，身材、自我形象和饮食失调等都是热门话题，在女性中尤甚。有人说，电视节目、杂志等媒体宣扬的理想形象与现实不符，人们却趋之若鹜，于是出现了这些问题。这些问题很可能导致人们做出有损健康的事情，比如为了苗条几乎不进食。媒体对此负有责任吗？还是人们自身有责任获取信息并做出健康的选择？

级别

2.15　探究强化食品　当人们无法获得多样化膳食，或者在怀孕期和幼儿期营养元素摄入不足时，医生可能会推荐食用强化食品或膳食补充剂。研究一下你们国家生产哪些强化食品，比如添加了维生素A的牛奶和植物油，加碘盐（不宜多吃），添加了B族维生素和铁元素的面粉、面包等谷类食物。做个表格，列一列这些强化食品的用途。

级别

2.16 列菜单大师 为一周的晚饭列个菜单，里面要包含所有
健康均衡膳食的必备要素。首先，给你家平常吃的所有
食物分个类（分类标准参照本手册第一章）；然后，找一
些各类食物都能用到的食谱，也可以为每顿饭定一个菜
系，比如印度菜、中国菜、摩洛哥菜或希腊菜。记得变
个花样，用同一类别的不同食物来改良食谱。

级别 3 2 ●

*由于准备和烹饪食物需要用到厨具、灶台和烤箱，十分危
险，2级学员需在大人监护下完成这一活动。

2.17 参观食品加工厂 和老师或领队组织一趟农场或食品加工厂之
旅，了解一下：当地都种什么农作物？养什么畜禽？这些动植
物都被做成了哪些食物？这些食物含有哪些营养元素？参观过
程中要记笔记、拍照片，或者录视频，来记录一下这次经历。
最后，把你的素材分享给当地媒体（报纸、电视、广播、网
站），发到社交网络上，或者在学校、图书馆、夏令营用这些
素材做个展示。

级别 3 2 ●

2.18 制作饮食指南 为了让人们做出良好饮食选择，很多国家都制
定了饮食指南，来告诉大家哪些食物要多吃、哪些要少吃。一
些饮食指南还给出了有关吃多少份食物、每份食物多少量的建
议。搜一搜你们国家有没有制定这种饮食指南，有的话，分析
一下这份指南，做成宣传册并在社区分发。

级别 3 2 ●

营养徽章训练课程

2.19　**研究营养元素缺乏现象**　分组研究关键维生素和矿物质的缺乏
级别 **❸**　会导致哪些健康问题，每组研究一种。为什么某些维生素和矿
物质的缺乏会导致这些问题？这些问题在哪里最普遍？为什么
这些问题在那里最普遍？这些问题有办法解决吗？如何解决？
最后，各组展示一下自己的研究结果。

2.20　**探讨饮食禁忌**　研究某些宗教和文化中禁止食用的食物，然后
级别 **❸**　进一步了解一下原因，以及这些人有没有因此缺乏某些营养元
素。他们用什么食物来替代这种食物？如果你所属的宗教或
文化也禁止食用这种食物，你会最怀念什么？最后进行小组
讨论。

2.21　经老师或领队同意开展的其他活动。

级别　**①②❸**

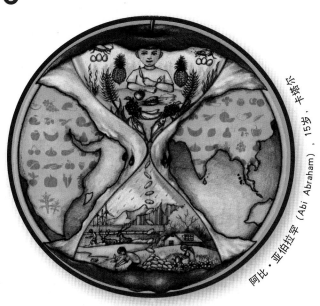

阿比·亚伯拉罕 (Abi Abraham)，15岁，卡塔尔

第三章

食品
安全

在3.1和3.2中选择一门必修活动课，并至少选择一门选修活动课。完成"饮食安全"活动课程后，你将能：

　＊ 了解食品安全和营养水平的影响因素；

　＊ 知道在家、学校和商店有哪些饮食安全注意事项。

在下列选修活动课中
至少选择一门：

3.1 检查厨房 我们平常吃的食物和喝的水必须是安全而且

级别 **3** **2** **1**

不含有害微生物的。检查一下你家厨房和储藏食物的地方，想想怎么改善你家的食物储存和烹饪方式？怎么保持用水干净安全？做一张海报，在上面列出食物安全准备和储存的基本卫生原则，把海报贴在家里显眼的地方，或者送给学校食堂、超市或饭店。

3.2 食品安全管理过程 参观农场、加工车间/加工厂、饭店

级别 **3** **2** **1**

或超市。和带你参观的人聊一聊，了解一下：这里如何储存、处理、准备、烹饪和供应食品，以及如何处理废物，以确保食品的新鲜与安全？谁应该负责购买食品？购买时应检查哪些方面以确保食品安全健康？拍些照片或画几幅画，然后讨论一下这里的食品管理过程对你自身和你们社区产生了什么影响，你和他们在食品购买和准备方式上有什么异同。

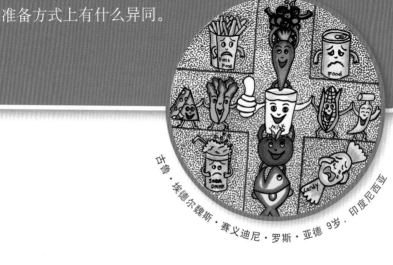

古鲁·埃德尔魏斯·赛义迪尼·罗斯·亚德 9岁，印度尼西亚

在下列选修活动课中
至少选择一门：

3.3 购物狂欢 去几家超市逛逛（农贸市场也可以），记录一下各大超市的食品安全措施。你从中发现了什么问题？他们哪里做得比较好？然后和其他学员比较一下你们的笔记。

级别 ❸❷❶

3.4 猜词游戏 大家一起制作卡片，在每张卡片上写一个和饮食安全或营养相关的词语，比如"有益于健康""保质期""细菌"。尽量有创意一些哦！然后把所有卡片混在一起，分组玩猜词游戏：一个人抽一张卡片，把卡片上的词表演出来，让其他组员猜这是什么词。

难受级别 ⬤❷❶

3.5 轻松烹饪速成指南 研究一下不同营养食物的烹饪方式和烹饪时间，然后做个表格，注明水煮、烘焙、烧烤、炖或油炸这些食物的安全时长。表格的第一栏是食物名称，第二栏是烹饪方式，第三栏是烹饪时间。把表格放在厨房显眼的位置，这样大家做饭时就都能参照了。

级别 ❸❷❶

3.6 食物保存方式 你的文化中有哪些传统的食物保存技巧？你的家人（比如祖父母或姑姨）有没有祖传的特殊食物保存技巧？针对这个内容写一份报告，也可以在报告里写一下其他文化中有没有类似的食物保存方式。

级别 ❸❷⬤

营养徽章训练课程

3.7 学会安全饮水 你知道吗？不安全的饮用水能够导致严级别 重疾病，甚至是致命疾病。了解一下怎么保证饮水安全，❸ 怎么通过过滤水、烧水、把水放在阳光下进行紫外线消❷ 毒、氯化法消毒的方式来消灭大多数引起水源性疾病的● 病菌。如果想获取更多关于水处理的信息，请阅读联合国粮农组织《为了健康吃得更好》教材第十一课，链接为：www.fao.org/docrep/017/i3261e/i3261e00.htm ，也可以参照《世界卫生组织国际家用水处理技术评估计划》，链接为：www.who.int/household_water/scheme/en。

3.8 专家问答会 联系当地负责食品和营养的部门，安排召级别 开一次问答会，和其他学员在会上问客座专家一些问题，❸ 比如：你们社区在食品安全方面哪里做得好？哪里做得❷ 不好？哪里仍需改进？有没有哪些食物因为准备或储存● 方式不卫生而应避免食用？会上记笔记，会后写一份报告，把报告发到博客上或者向当地报纸投稿。

3.9 吃出疾病 你们那里有哪些细菌、寄生虫等微生物带来的问❸ 题？食物中毒现象普遍吗？这一现象和气候有关系吗？食物中级别 毒会导致哪些疾病？做一份幻灯片，附上图表和数据，然后进● 行小组展示。

3.10 经老师或领队同意开展的其他活动。

级别 ❶ ❷ ❸

第四章

绿色饮食——
让我们开始选择可持续
膳食吧

营养微章训练课程

在4.1和4.2中选择一门必修活动课，并至少选择一门选修活动课。

完成"绿色饮食——让我们开始选择可持续膳食吧"活动课程后，你将能：

* 了解日常食物和粮食系统可持续性的影响因素；
* 明确怎样才能做出更加有利于可持续发展的饮食选择。

在下列选修活动课中二择一：

4.1 做饭达人 通常是你自己决定吃什么东西，还是别人（比如父母）帮你决定？让你自己做决定时，你会选择吃什么？你的选择正确吗？就日常饮食选择和饮食习惯与其他学员展开讨论。既然你已经意识到可持续和营养膳食的重要性了，不如现在就开始选择健康环保的饮食方式吧！你可以在征得同意后，去学校厨房或者别人家里做饭。首先，和其他学员一起列个菜单，把需要买的食材全写下来。然后，大家一起去超市或农贸市场买食材，买的时候要记得尽量不买带包装的产品，而且要购买当地生产的时令农产品。做好饭后，邀请朋友和家人共同享用，展示一下你们的食谱，聊一聊可持续饮食习惯的重要性。

级别 ❸❷①

4.2 防止浪费食物 你家浪费了多少食物？观察你家的垃圾桶，坚持一两周的时间，看看扔掉了多少食物，都是什么食物？这些食物还能吃吗？为什么扔掉了？每天做好记录，然后给家人看看，告诉他们为什么减少食物浪费很重要，一起讨论怎么减少食物浪费。就如何在家中改善食物的计划和储存方式给出建议，避免食物浪费。比如，把冰箱里某一层或某个盒子设置为"先吃我"专区。

级别 ❸❷①

在下列选修活动课中
至少选择一门：

4.3 学会买东西 和家里的大人一起逛杂货店或菜场，帮家里采购食物，挑选时要时刻思考什么食物健康又环保。

级别 ③ ② ①

时令果蔬等新鲜食物通常更便宜、更成熟，也更有营养，学学怎么挑选这种食物。零食也要买更健康的，能不能不买薯片？还有没有更加有机的零食？你也要买包装材料少的食品。思考一下：你每周采购几次？去哪里买？通常买什么？这些食物是从哪里来的？记住：多买全食，少买加工食品，这样更加健康环保。

4.4 画时令果蔬静物图 把菜场卖的或自家种的所有果蔬都罗列出来，查一查每种果蔬什么时候成熟，可以食用。按照季节对这些果蔬进行分类，把每个季节的时令果蔬画出来，然后把画放在你家厨房或教室里，让大家都能看到。也可以把这幅画当做买新鲜农产品时的口袋指南，送给家里负责买菜的人。

级别 ② ①

4.5 做拼贴图 把旧杂志上的食物图片剪下来，贴在一张纸上，做一张健康环保饮食拼贴图。然后把这张拼贴图给家人或其他学员看一看，解释一下你为什么用这些食物来代表绿色膳食。

级别 ② ①

营养徽章训练课程

4.6 **可持续型做法"货比三家"** 观察一下你家有哪些厨房习惯，以

级别 ❸❷❶ 及这些习惯对环境产生了哪些影响。尤其关注有没有以下习惯：烹饪时能源使用效率低，洗菜时水龙头一直开着，没有在水池里或盆里洗菜。制定一个可持续做法清单，把清单贴在显眼的位置，比如冰箱上，看看你的家人有没有采取清单上的做法。最后，和其他学员比较一下各自的清单，你发现自己家里有哪些最不可持续的做法？你发现了哪些好做法？

4.7 **自己种蔬菜** 自己种蔬菜和水果有利于保证健康平衡的膳

级别 ❸❷❶ 食。你可以在自己家的小花园、阳台或者社区用地（比如供社区居民租来种菜的小块土地），亦或在学校花园里种各式各样的蔬菜和香草，了解一下哪些植物是本地植物，当地气候还适宜其他哪些植物的生长。可以种的蔬菜有：菜豆、马铃薯、胡萝卜、洋葱、菠菜、大蒜、南瓜、番茄、胡椒和茄子。可以种的食用香草包括：欧芹、罗勒、马郁兰、百里香、莳萝、茴香、薄荷、迷迭香、鼠尾草和红辣椒。你可以通过拍照片、录视频、写博客的方式记录菜园的生长情况。邀请别人来看看你的小菜园，给他们讲讲这些菜的营养价值。关于学校菜园建设和运行的信息详见：www.fao.org/docrep/009/a0218e/A0218E00.htm。

4.8　用有机废物制作堆肥　在菜园里空出一个用于堆肥的小角落，用

级别 ③②①

几块旧木头搭一个盒子放在这里，盒子里留一些通风的空间，然后把水果皮、蔬菜皮、鸡蛋壳、茶叶、咖啡渣、花、草、树枝等可生物降解的废物放到盒子里。堆肥制作好以后，就用来滋养你种的菜和室内绿植吧。如果你住在城市里，没有自己的菜园，那就把这些可生物降解的废物送给其他菜园，让他们用来制作堆肥。

4.9　制作菜谱大全　自己作一本菜谱大全，为每份菜谱列出食材清

级别 ③②①

单，标明每种食材提供的营养元素。再加上一些关于可持续购买、烹饪和储存食物的建议，尽量减少对环境的影响。你也可以把它做成一本时令菜谱集，分别针对春夏秋冬四个季节列出健康菜谱，这需要你了解一下当地各个季节都有哪些果蔬成熟，还可以插入几张彩绘，让朋友和家人为你出出主意。制作好后，按照这本菜谱大全为家人烹制健康环保的饭菜，也可以复印几本送给朋友。

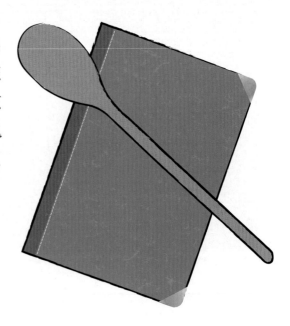

4.10 你吃的食物是从哪里来的？ 检查一下厨房，看看你吃的各种食物都是从哪里来的。让家人帮你在地图上找到这些地方，用大头针标记出来。这些食物是不是跨越了很长距离才到了你的碗里？是怎么来的呢？从远方空运还是海运过来的？哪些食物跨越的距离最长？哪些最短？和家人分享这些信息，一起讨论怎么做才能减少你们平常吃的食物对环境的影响。比如可以买当地食物，不需要远距离空运或海运。

级别 ❸ ❷ ❶

拓展活动 查一查：你最爱吃的食物产生了多少碳足迹？如果很多的话，有没有可以替代的食物？

级别 ❸ ⚪ ⚪

4.11 维护生物多样性，改善膳食质量 多样化膳食不仅健康，而且环保。吃各种各样的食物不仅能让你更好地摄入身体所需的营养元素，也能够鼓励生产多样化，保护动植物遗传资源。你知道吗？同一种果蔬也有不同的品种，更妙的是每一个品种都有不同的形状、颜色、香味和口味。去农贸市场逛逛，找到至少三种食物的不同品种。对比一下这几个品种的异同点，然后把结论展示出来。你也可以用这些不同品种的食物做一顿美味佳肴哦！

级别 ❸ ❷ ❶

4.12　**看看标签**　去小店或超市里找找可持续标签，查一查这些标签是什么意思，然后把不同标签放在一起对比一下。哪些商品上有可持续标签？有可持续标签的产品和没有可持续标签的产品在价格上有什么不同？你认为原因是什么呢？你能不能鼓励家人和朋友购买有标签的产品？这么做能带来哪些好处？和其他学员聊聊你的发现，制作一张酷炫的海报，贴在超市里显眼的地方。

级别 ❸ ❷ ●

4.13　**星期一素食日**　阅读这本手册到现在，你已经知道了肉的生产会对环境产生很大影响，而且需要耗费土地、水、能源等宝贵自然资源。既然如此，为什么不每周吃一天素呢？找找素食菜谱，尝试你以前从来没吃过的蔬菜、谷物和豆类。你也可以让其他学员参与进来，每周一每个人自带一份素菜，大家一起享用。还可以在博客或网上分享素食菜谱。

级别 ❸ ❷ ●

4.14　**需水量高的食物**　去厨房转转，查一查你平时吃的食物里，哪些生产过程中需水量最大，哪些最小。做一张图表，说明每种食物生产过程中的需水量是多少。和家人分享一下，一起讨论怎么做才能减少你们平常吃的食物对环境的影响。比如，可以不吃需水量大的食物，而选择营养价值相似但更可持续的食物。

级别 ❸ ❷ ●

4.15 **本地VS进口** 去菜场或超市逛逛，这里的食物都是哪里生产的？从多远的地方运过来的？把食物从一个地方运到另一个地方需要消耗大量能源，而且会产生温室气体排放，因此最好购买本地生产的食物。但在某些情况下，进口食物比本地生产更加环保。因为有些农作物需要温室人工供暖和照明，而且需要耗费更多的水和肥料，农作物才能长得好。所以，以本地生产的时令食物为主，但可以偶尔吃一些健康的进口食物。最好购买有公平贸易认证的进口食物（如香蕉、咖啡、茶、香料、巧克力），因为这一认证能够保证生产过程可持续，而且农民享有公平待遇。把你的结论做成海报，给班里同学或家人展示一下，帮助他们以后做出更好的饮食选择。

级别

环保野餐 和其他学员组织一次绿色健康的野餐之旅。可以野炊，也可以每个人从家里自带一份菜，大家一起吃。为了尽可能保护环境，一定要遵循这本徽章手册"可持续膳食"章节中的建议哦。比如，用可以重复使用的盒子装食物，不要用锡纸或塑料包装；不要使用一次性塑料制品，自带可以重复使用的杯子、盘子和刀叉，或者带可以直接用手抓着吃、不需要使用刀叉的食物；购买环保健康的食材，或者直接用自己种的菜。也可以安排一些体能活动，玩一些让大家动起来的游戏和运动，比如足球、羽毛球、舞蹈和瑜伽。

级别

4.17 从农田到餐桌　选择一样你经常吃的食物，研究一下这个食物从农田到餐桌经历的生长周期。这个食物是哪里生产的？本地、本区域或海外？大田、温室或有机农场？生产这个食物需要哪些自然资源（水、土地、化石燃料）？需要肥料吗？在哪里加工和包装？怎样进行加工和包装？加工和包装过程需要消耗哪些资源？在哪里储存？需要冷藏或冷冻来保鲜吗？从农田到餐桌经历了哪些运输过程？在哪里售卖？你是怎么准备和烹饪这个食物的？这个食物产生了多少温室气体？污染了多少空气、水、土地？够环保吗？可不可以用其他更可持续的食物代替？最后，总结一下你的研究成果，把这些成果写成故事发到博客上，或者做个幻灯片，展示给其他学员看。

级别 ❸ ❷

4.18 买鱼要有选择性　如今，人类对于鱼的胃口正在突破海洋生态极限，带来毁灭性的后果——超过70％的鱼类资源已处于"完全开发""过度开发"或"严重枯竭"的状态。有些鱼类已经被捕捞至商业灭绝，还有很多鱼类濒临灭绝。调查当地渔业发展情况，制作一本口袋指南，用来提醒自己哪些海鲜可以吃，哪些暂时尽量不要吃。不同种类的鱼是在哪里、用什么方式捕捞或养殖的？制作一份创意拼贴画，与家人分享。举个很实用的例子：海鲜知多少（www.oneworldoneocean.com/blog/entry/know-your-seafood-infographic）。

级别 ❸ ❷

营养徽章训练课程

4.19 　**重新探索被遗忘的食物**　全世界共有五万种可食用的植物，久而久之农民学会了栽培其中五千多种，但如今全世界主要种植的植物却仅有十二种。重新探索那些被抛弃的植物，问问爸爸妈妈、爷爷奶奶、外公外婆：他们年轻的时候都吃什么？都是怎么得来的？你现在还能找到这些食物吗？

级别 ❸ ❷ ○

* 一定要征求专业建议，正确食用，吃了不该吃的植物可能会有危险。

4.20　经老师或领队同意开展的其他活动。

级别 ① ② ❸

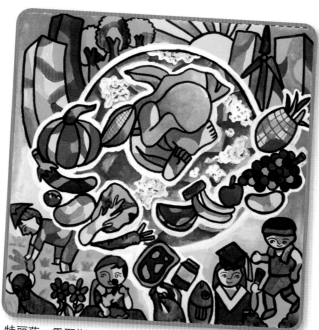

特丽莎·雷耶斯（Trisha Reyes），15岁，菲律宾

第五章

行动
起来

在5.1和5.2中选择一门必修活动课，并至少选择一门选修活动课。

完成"行动起来"活动课程后，你将能：

*组织和参与社区活动，帮助人们意识到均衡和多样化的膳食有利于健康和预防营养不良；

*鼓励人们选择可持续膳食，过上更健康的生活。

在下列必修活动课中二择一：

5.1 创建营养角 在食堂或学校图书馆设置一个食物和营养角落，用海报装饰一下，放一堆书和小册子，宣传吃丰富多样的食物对饮食健康均衡的重要性。举办一个开幕剪彩仪式，邀请大家一起来学习自己平常吃的食物能提供什么营养物质，怎么在吃上变个花样让营养更均衡丰富。

级别 ③ ② ①

5.2 举办健康平衡膳食宣传活动 在学校或小区举办"健康日"或"营养周"活动。你可以邀请嘉宾来聊聊健康平衡膳食和良好饮食选择，发放科普材料，举办工作坊，摆摊，做展示。活动过程中，记得做记录、拍照和录视频，然后发到网上。

级别 ③ ② ①

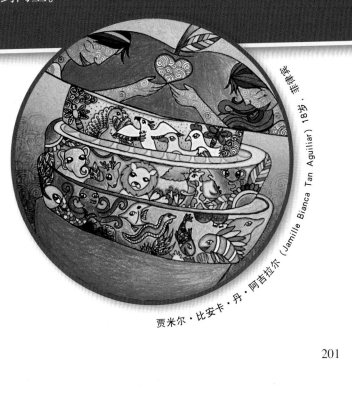

贾米尔·比安卡·丹·阿吉拉尔（Jamille Bianca Tan Aguiliar）18岁，菲律宾

在下列选修活动课中
至少选择一门：

5.3　表演动作歌　"动作歌"指的是能在拍手、动动手、动动脚、跳跃和表演同时演唱的歌曲。和其他学员就体育锻炼的重要性编一首动作歌，编个朗朗上口的曲调和有趣的动作，多彩排几遍，让大家都记住歌曲和动作。学校开放日那天唱给老师、领队和家长听。表演时在观众中传递帽子，为社区营养项目筹集资金。

级别

5.4　举办故事会　食物对于人类的生存和健康至关重要，每个国家都有关于食物的童话、神话、传说、民歌和诗歌。和其他学员组织一场关于食物的故事会，和爷爷奶奶、外公外婆等长辈聊一聊，看他们还记不记得一些比较有意思的故事，也可以去图书馆或网上找。可以发挥创意，采用充满趣味的展示形式，比如表演木偶剧、小品或者诗朗诵。讲故事的时候记得配合声效、动作、手势和背景音乐来让故事更有趣。组织观众来看表演，最后给故事讲得最好的人颁奖。活动中要记得拍照、录视频，然后发到网上，看看能不能以小册子或者网站的形式展示这些故事集。

级别

5.5 做个平面设计师 不同国家用不同的平面设计图案来代表健康平衡的膳食，其中最常见的就是食物金字塔，另外还有盘子、篮子和彩虹。自己想一个代表健康平衡膳食的简单图案，要让你的家人和社区居民一眼就能看懂，而且旁边要写上一些简短的说明性文字。

级别 ❸❷①

5.6 举办海报展 设计关于儿童和青少年健康饮食的彩色宣传海报，用来说明平衡膳食是怎么帮助儿童和青少年远离各种形式的营养不良问题的。海报上也要列出安全准备和储存食物的基本卫生原则，加上几句简单明了但能激发改变的标语。还可以申请在位置显著的公共场所举办海报展。

级别 ❸❷①

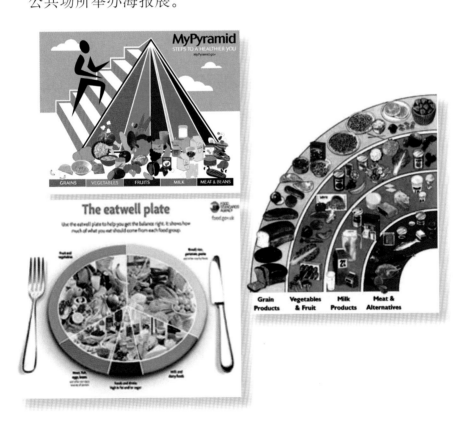

5.7 猜食物游戏　和社区里的孩子们玩猜食物的游戏：准备不同的食物，比如谷物、菜豆、水果、蔬菜，让孩子们闭上眼睛，通过摸、闻、尝的方式，猜猜这是什么食物。最后，向孩子们科普丰富饮食有多么重要。

级别 ③②①

5.8 监控平衡膳食情况　你有没有停下来思考过，你们学校的饭菜均衡丰富吗？连续两周在学校留意下有多少顿饭里有新鲜水果、新鲜蔬菜、油炸食品或含糖饮料，你从中得出什么结论？你们学校的午餐和自动售货机里的食物相比，哪个更健康一些？种类丰富吗？要做出哪些改变，才能让这些食物更健康？向班主任和食堂经理提出建议。

级别 ③②①

5.9 发起社区科普活动　为你的朋友、学校和社区发起健康均衡饮食科普活动，组织一系列以健康膳食和健康生活方式为主题的会议、工作坊、讨论、演讲、研讨会、圆桌会议和互动展。为活动设计一些吸引人眼球的海报，或者做个幻灯片，进行主题展示。准备一些关于营养元素和多样化膳食重要性的问题，活动中邀请演讲嘉宾（如营养师、医生、科学老师）来回答这些问题。向大家展示几种营养食物，并讲解怎么用这些食物满足你这个年龄段的膳食需求。活动中要记得拍照、录视频，然后发到网上。最后，把这次营养科普活动的材料打印出来，分发给社区居民，让居民们了解食物中含有的营养元素。

级别 ③②

5.10 开展饮食选择调查 你们社区的居民吃得健康吗？在你

级别
3
2

们社区开展一次饮食选择和饮食习惯调查。可以只调查某个年龄段的人（比如你的同龄人），也可以调查整个社区的居民。如果可以的话，提前告知受访者，先征得他们的同意再开展调查。准备一份简洁明了的调查问卷，问一下受访者：你平常吃什么？一天吃多少次东西？是否节食？吃什么零食？采访过后，阅读并分析所有答案，用表格、图表或文字报告的形式进行总结，在总结中写一段你自己的想法和建议。你们社区居民的膳食是否平衡可持续？他们可以在膳食上做出哪些改变？把调查结果分享给受访者和其他居民，把调查报告贴在会议室、学校或者图书馆墙上。联系媒体，看他们是否有兴趣把你的调查报告刊登出来。

5.11 成为社区组织志愿者 参加致力于解决食物营养问题的

级别
3
2

非政府组织或协会开展的项目和活动。比如，你可以帮忙收集人们捐赠的食物，成为食物银行、学校餐饮计划、社区菜园、小动物饲养（鸡、兔子、鱼等）、学校驱蛔虫计划的志愿者，募捐，帮助老年人等。

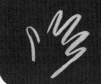

5.12 **写信** 给政治家、国会议员等决策者写一封信，给他们施加一些压力。在信中表达你对营养不良问题的担忧，并咨询以下问题：

级别 **3** **2**

• 国家为实现可持续发展目标2（消除饥饿和贫困）正在做出哪些努力？国家预算中有百分之多少投入到了满足营养和社会需求当中？
• 请制定解决儿童肥胖问题的政策和活动，政府正在采取哪些措施来限制针对儿童的不健康食品和饮料营销行为？
• 有没有开展相关活动推进学校供应健康膳食？

尽量让其他人也在你的信上署名。

5.13 **侦查营销违规行为** 2010年，世卫组织建议各国制定相关政策，减少针对儿童营销高饱和脂肪、高反式脂肪酸、高糖、高盐食物的行为，各国对此纷纷表示赞同（更多详见：www.who.int/dietphysicalactivity/marketing-food-to-children/en/index.html）。做一名小侦探，查一查你们社区或国家有没有违反这些建议。比如，数数有多少垃圾食品广告针对儿童，使用动画人物形象，投放在社交媒体、广告牌、体育赛事、学校操场上。特别注意观察学校里的食品饮料广告，找找学校菜单、学校标志、作为成绩奖励的购物券、捐赠的健身器材、活动赞助商、刊物、校车上出现了哪些牌子。把你的发现写成报告，给其他学员和校长看一下，不要忘记提一些建议哦。

级别 **3** **2**

营养徽章训练课程

5.14 **组织捐款活动** 组织买彩票抽奖活动，为你的社区或其他地方的营养项目筹集资金。

级别 ❸ ② ○

5.15 **建立网络** 和国内外青年团队组建一个抗击营养不良的网络，大家一起交换想法，为提升意识和抗击各种形式的营养不良问题而共同努力。一起策划联合营养项目，通过写信、发邮件、聊天的方式保持联系，用Skype打电话和开视频会议，开通博客，在社交网络上互加好友。

级别 ❸ ○ ○

5.16 **交流互访** 和关注解决营养不良问题的国内外青年团队进行交流互访，或者一起参加夏令营活动，交流经历和想法。

级别 ❸ ○ ○

5.17 经老师或领队同意开展的其他活动。

级别 ❶ ② ❸

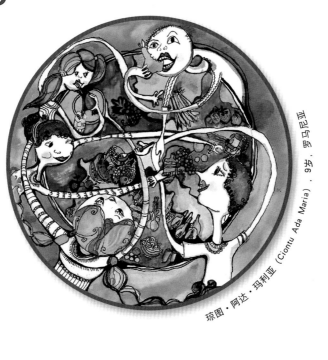

琼图·阿达·玛利亚（Ciontu Ada Maria），9岁，罗马尼亚

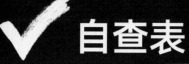

自查表

及时跟进课程完成情况，全部完成后即可获得营养挑战徽章！

营养
联合国挑战徽章

姓名：..

年龄： ① 5~10岁　② 11~15岁　③ 16岁以上

	课程编号	课程名称	完成日期	领队签字
一 健康的生活方式				
二 健康的饮食选择				
三 饮食安全				
四 绿色饮食——让我们开始选择可持续膳食吧				
五 行动起来				

资源和
更多信息

最新资讯

这本挑战徽章手册是青年与联合国全球联盟及其伙伴开发的补充资源与材料。要获得更多资源，请登录网站：www.fao.org/yunga/home/zh/；或发送电子邮件至yunga@fao.org，订阅最新材料免费推送服务。

发送反馈

我们很想知道：你是怎么使用这本挑战徽章手册的？你特别喜欢哪些内容？你想出了新的活动点子吗？请把你的材料发送给我们，以便我们分享给更多人，并改善课程设置。联系方式：yunga@fao.org

证书徽章

如需获取证书和布章用于奖励完成训练的学员，请联系电子邮箱yunga@fao.org。我们将免费提供证书，布章则需另外购买。学员亦可自行打印布章图案，可前往www.fao.org/yunga/home/zh/下载模板和图形文件。

网站

下列网站有教案、实验、文章、博客和视频等实用的教学材料，可以在你用这本手册指导学生或学员时助你一臂之力。

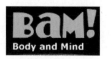

身心！身体和心灵（BAM! Body and Mind）提供了帮助学生改善饮食健康与身体健康的有趣的小知识、游戏和食谱。

www.cdc.gov/bam/nutrition/index.html

改变一生（Change 4 Life）有很多帮助学生改善饮食和加强运动的实用信息、食谱、工具、建议和游戏。

www.nhs.uk/Change4Life/Pages/healthy-eating.aspx

我的餐盘我做主——儿童版（Choose My Plate Kids）有教学生如何维持健康的丰富资源，包括游戏、食谱、游戏和视频。

www.choosemyplate.gov/kids/index.html

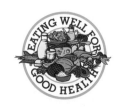

联合国粮农组织《为了健康吃得更好》是一套关于良好营养、良好健康和健康膳食基本概念的学习课程。www.fao.org/docrep/017/i3261e/i3261e00.htm

 联合国粮食及农业组织

联合国粮农组织《营养教育与指南》可以为任何想改善家庭和社区供膳和营养状况的人提供指导。www.fao.org/ag/humannutrition/nutritioneducation/62758/en

www.fao.org/nutrition/education/food-dietary-guidelines/home/zh/

资源和更多信息

联合国粮食及
农业组织

联合国粮农组织营养及消费者保护司提供了很多关于营养的报告、视频、数据表格和线上学习课程，能够帮助学员意识到学习营养知识确实有助于改善膳食质量、健康情况和减小对自然资源的影响。

www.fao.org/nutrition/zh/

 联合国粮食及
农业组织

联合国粮农组织可持续粮食系统计划旨在整合联合国粮农组织及其合作伙伴的各种倡议和工作，提升更加可持续的生产和消费做法在整个粮食系统中的应用能力。这一计划会组织各种活动，以及关于可持续饮食等主题的专题研讨会。

家庭间与食物相关的代际讨论（FRIDGE: Food-Related Intergenerational Discussion Group Experiences）是宾夕法尼亚州立大学的一门课程，课程中的活动能够帮助家人之间更多地交流食物相关话题，学习食物和营养知识，通过团队合作改善家庭饮食习惯。

http://extension.psu.edu/youth/intergenerational/program-areas/nutrition-health/fridge

果蔬彩色卫士（Fruit and Veggie Color Champions）网站上有很多有趣的游戏和活动，能够点燃学生对果蔬的热情，鼓励学生改善饮食健康。

www.foodchamps.org/activity.php?char=4&name=beebee&aktiv=rec.htm&poz=4ebfe5

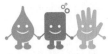

全球洗手日是每年的10月15日，这个节日的目的在于让人们知道用肥皂洗手能够有效预防疾病和拯救生命，而且成本很低，从而增强人们勤洗手的意识。

www.globalhandwashingday.org

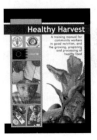

《健康食物大丰收》（*Healthy Harvest*）是一本关于营养的社区工作人员培训手册，可以用来指导社区工作人员怎么种植、准备和加工健康食物。

motherchildnutrition.org/healthy-nutrition/pdf/mcn-healthy-harvest.pdf

行动起来（Let's Move）就如何开启健康生活和加强锻炼提供了很好的建议。

www.letsmove.gov

爱吃不爱浪费（Love Food Hate Waste）提供了饮食规划和食物储存等方面的实用建议，帮你避免食物浪费。

www.lovefoodhatewaste.com

 联合国粮食及农业组织

食物权：世界之窗网站的内容源自联合国粮农组织和世界女童子军协会共同编写的关于人类食物权的卡通书籍和活动指南。

www.fao.org/right-to-food/resources/resources-detail/zh/c/1035481/

资源和更多信息

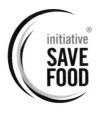

节约粮食（Save Food）致力于鼓励行业、学界、政界和民间社会就粮食损失开展对话。为此，这一组织会邀请粮食供应链（包括行业、零售、包装、物流等环节）的从业者参加会议和项目，为他们制定有效措施提供支持。此外，这一组织也致力于提升消费者的意识。

www.save-food.org

 联合国粮食及农业组织

学校菜园的建设和运行是一套教学装备，主要教人们一步步建设和运行学校菜园。

www.fao.org/schoolgarden

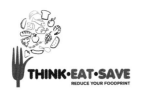

思考、吃饭、节约（Think, Eat, Save）是致力于减少全球粮食浪费的运动，其网站上有很多具有启发性的思考、项目和资源，激励人们为应对全球粮食浪费问题采取行动。

www.thinkeatsave.org

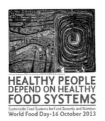

世界粮食日是每年的10月16日，由联合国粮食及农业组织设立，旨在引起对全球各地粮食安全、饥饿和营养问题的重视。

www.fao.org/world-food-day/home/zh

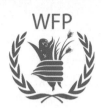

世界粮食计划署（师生板块）提供了关于营养和饥饿的信息、资源和活动，也给出了行动建议。
www.wfp.org/students-and-teachers/students/fun-and-learn

世界卫生组织

世界卫生组织致力于改善全球膳食质量和提升全球体能活动水平，该组织的官网上有很多儿童营养、膳食、体能活动等方面的文件、活动和实况报道。详见：

主页：

www.who.int/nutrition/about_us/en/index.html

联合估计值信息图表：

www.who.int/nutgrowthdb/jme_brochure2015.pdf

健康膳食实况报道：

www.who.int/mediacentre/factsheets/fs394/en/

5～19岁生长参考标准：

www.who.int/growthref/en

饮食、体能活动与健康：

www.who.int/dietphysicalactivity/en

营销建议：

www.who.int/dietphysicalactivity/childhood/en

学校政策框架：

www.who.int/dietphysicalactivity/marketing-food-to-children/en

体能活动建议：

www.who.int/dietphysicalactivity/schools/en
www.who.int/dietphysicalactivity/factsheet_recommendations/en

联合水果蔬菜倡议：

www.fao.org/agriculture/crops/thematic-sitemap/theme/hort-indust-crops/fao-who-fruit-and-vegetable-for-health-initiative-profavprofel/en

资源和更多信息

世界卫生组织

营养友好型学校倡议为整合各个学校的项目提供了大框架，旨在汇聚各学校力量，共同解决营养问题和由此引发的健康问题。
www.who.int/nutrition/topics/nutrition_friendly_schools_initiative/en/index.html

世界卫生组织食品安全与人畜共患病项目牵头开展相关工作，降低全球食源性疾病发生率。
www.who.int/foodsafety

世界卫生组织食品安全五大要点项目：
www.who.int/foodsafety/publications/5keysmanual/zh/

世界卫生组织水、环境卫生和个人卫生项目牵头世卫组织在饮用水、环境卫生方面的规范和监督工作，同时致力于在紧急情况、医疗设施、弱势群体（包括营养不良人口）等的卫生工作中提高水、环境卫生和个人卫生工作的效率。
www.who.int/water_sanitation_health/en

吸收：吸取并保留。例如，机体从我们摄入的食物中吸收维生素和矿物质。

充足："充足"指数量足够，或质量合适、可以接受；"不足"指数量不够，或质量不合适、不可以接受。

青春期：从儿童发育为成人的时期，这一阶段人体发育迅速，尤其需要健康平衡的膳食。

有氧运动：有氧运动能使人心跳和呼吸加速，从而改善心肺健康。快走、慢跑、骑行和游泳等都是很好的有氧运动。

氨基酸：有重要生物学意义的营养元素，能够合成人类生存必需的蛋白质。

原子：是构成世间万物的基本微粒，就像积木一样，不同原子组合在一起，就构成了不同物质的分子。

细菌：存在于其他生物体内、体表和周围环境中的单细胞生物。有些细菌对人体有害，使人患病。但也有些细菌对人体无害，甚至有益于健康。

平衡膳食：平衡膳食含有充足的人体健康生长和保持活力所需的全部营养元素，只有多样化摄入营养食物，人体才能正常生长，保持健康。

生物多样性：地球上动植物种类的多样性以及相互之间的关系。

身体质量指数（体质指数）：计算方式为体重（千克）除以身高（米）的平方，主要用于衡量一个人是体重不足、正常、超重，还是肥胖。

卡路里：衡量食物和饮料中热量的单位。

二氧化碳：由碳和氧组成的气体，在空气中的占比不到百分之一。二氧化碳分子由一个碳原子（C）和两个氧原子（O_2）组成。这种气体由动物产生，能够被植物和树木吸收利用。此外，化石燃料的燃烧等人类工业过程也能够产生二氧化碳。二氧化碳是一种温室气体，能够加速气候变化。

循环系统：人体内把血液输送至各个器官和全身肌肉的管道系统。

气候变化：因人类活动而导致地球整体气候发生变化的现象。例如，能源生产、交通运输、农业生产和商品制造等人类活动使地球大气层中二氧化碳等温室气体浓度升高，可能会导致气候变化。

堆肥：有机物质腐解而成，用作植物肥料。

消费／消耗：这两个词含义广泛。字面意思是"吃"，"消耗食物"就是"吃食物"。但也有"使用"的意思。例句：夜间，我们"消耗"（使用）能源为房间提供照明。所以有"消费者"这个说法，也就是使用者的意思。从这个意义上来说，"消费"也有"购买"的意思，因为要先把商品买下来，才能使用。

污染：指因为接触或混合其他物质而变得不纯净。食物如果接触了微生物或化学物质，就可能会被污染，所以一定要用安全干净的器具和材料储存、烹饪和食用食物。

缺乏：指供应不充足，比如膳食中铁元素摄入不足就是"缺铁"。

砍伐森林：通过砍伐、焚烧等方式毁坏整片或部分森林，使用林木造纸或制造家具等，或将砍伐森林后获得的土地用于耕种或建造房屋等用途。

消化：将食物转化为营养元素，营养元素再被人体吸收或作为原材料用于修复和合成新组织的过程。人体消化系统十分复杂，由一系列加工食物的器官和消化腺组成。

饮食失调：这种由生理和心理因素造成的疾病往往会导致严重消瘦，最常见的饮食失调包括厌食症（没有食欲）和暴食症（进食后感到难受）。

生态系统：在一定空间内，生物（动植物）与非生物（水、空气、土壤、岩石等）相互作用构成的统一整体。生态系统的范围可大可小，取决于你所关注的作用范围。小到水坑，大到整个海洋，都可以被视作一个生态系统。说到底，整个世界就是一个庞大繁杂的生态系统。

环境足迹：人类日常行为对环境产生的影响或留下的痕迹。比如，我们对能源和水资源的使用量是多少，购物时我们用塑料袋还是自备布袋。环境足迹越小，对环境的损害就越小。

酶：加速体内化学反应的分子。酶能够为物质间的转化过程加速，比如胃里的酶能够将食物分解为小颗粒，然后转化为能量。

富营养化：过多营养元素排入河流、湖泊、海洋等水体后，水体中的植物和藻类快速生长，形成死水区的现象。

公平贸易：指产品的生产过程符合社会标准，且价格公平。这些社会标准包括禁止使用童工和奴工，保障安全的工作环境和公平的农产品收购价格。公平的价格是指让收益更多地流向农民而不是中间商。公平贸易的最终目标是帮助贫穷国家的生产者。

肥料：为提高土壤肥力（提高作物产量）而在土壤中添加的天然或化学物质。

纤维：是健康膳食的重要组成部分，纤维经过肠道的同时帮助人体清除废物、清洁消化道。全谷物，豆类，绿叶菜、芦笋、洋蓟、茄子、树莓和西蓝花等果蔬都富含纤维。

食品生产链：食物从农田到餐桌的各个环节，包括生产（农场）、加工（工厂）、流通（运输到商超）、消费（买回家食用）和处理（垃圾）。

食品安全：采取措施确保按照食物本来用途进行生产、备制和/或食用的过程不会对消费者造成损害。

粮食安全：任何人在任何时候买得到而且买得起充足、安全、营养的食物，以满足自身膳食需求，保持活力和健康（来源：联合国粮农组织）。

食源性疾病：泛指因摄入被污染的食物或水源而导致的疾病，通常叫做"食物中毒"。

强化食品：是指为了提升食物的营养价值而添加了维生素或矿物质的食品，比如在牛奶中添加维生素D。

化石燃料：史前动植物遗骸经过数百万年的演化而形成的物质。化石燃料主要有三种，煤炭、石油和天然气。燃烧化石燃料为车辆提供动力或产生能量时，产生的温室气体二氧化碳排放到大气中会导致气候变化。

真菌：一种在土壤、已死物质或其他真菌中依靠分解有机物生长的生物。在这个过程中，营养元素得到了再使用（即营养元素再循环），比如蘑菇就是某些真菌的产物。

病菌：一种让人生病或感到不适的微小生物。病菌很小，也很狡诈，能够偷偷摸摸地入侵人体。但是只有等到症状显现时，人们才知道原来自己已经被病菌袭击了。

温室气体：指二氧化碳、甲烷、臭氧等在大气层中的浓度升高会抑制散热的气体（就像温室的玻璃罩一样）。工业、能源和粮食生产以及交通运输等人类活动已经导致大气层中温室气体浓度的增加，引起地球温度上升，即气候变化。

除草剂：用于预防、消灭或抑制有害植物的化学品。

个人卫生：勤洗手等有助于个人整洁和身体健康的做法。

免疫系统：人体针对病菌、感染和疾病的天然防御机制，由身体多个部分组成，各部分分工协调，帮助人体抵御病菌的入侵、攻击和消灭已经入侵人体的病菌。此外，免疫系统的运转需要良好的营养。

免疫：使人体对某种疾病产生免疫或抵御力的行为。

传染：形容一种疾病或携带疾病的生物通过环境将疾病传给其他人。

无机物质：不是从活生物体得来的物质。

土地退化：指土壤遭破坏后，土壤肥力下降，农作物生产力衰退，生物多样性减少的现象。

豆类：富含纤维、必需矿物质和维生素的一类蔬菜，包括豌豆、菜豆和小扁豆。

大量元素：为人体日常活动供能而需要大量摄入的营养元素，主要有碳水化合物、蛋白质和脂肪。

营养不良：因食物摄入不足（详见"充足"）或不均衡而导致人体无法维持基本生理功能的现象。营养不良有多种形式，如过于瘦弱，比同龄人矮小，缺乏维生素和矿物质，超重或肥胖。也就是说，吃太少（营养不足）、吃太多（超重和肥胖）都属于营养不良。

新陈代谢：人体细胞内将食物转化为能量的化学反应。

微量元素：人体需要少量摄入的维生素和矿物质，但对维持人体健康和良好状态至关重要。

微生物：肉眼看不到，只有借助显微镜才能观察到的微小生物，包括细菌、病毒、酵母、霉菌和寄生虫。

矿物质：自然存在的固体无机物。例如，金、银、铁、碘、镁、钾、锌、钙和钠。

分子：原子结合在一起形成分子，不同分子结合在一起就形成了不同物质。

肌肉骨骼系统：人体的核心框架，由骨骼、关节和肌肉组成，对机体活动至关重要。

自然资源：自然环境中能为人类所用的物质。水、土地、岩石等是我们赖以生存的自然资源。人类需要喝水，用水和土壤种粮食，用木头造纸和家具，用木头和岩石盖房子。这些只是自然资源的一小部分用途，你还能想到其他人类利用自然资源的例子吗？

神经系统：大脑发送和接收身体信息和环境信息的"高速公路"，由数十亿神经细胞组成，对思考、学习、运动和行为至关重要。

营养元素／养分：动植物生存和生长所需的化学物质。

营养：营养食物能够为机体的健康运转、生长和发育提供充足的必需营养元素。

肥胖：严重超重。超重和肥胖的定义是可损害健康的异常或过量脂肪累积。

Omega-3脂肪酸：人体健康所必需的一种不饱和脂肪。

有机物质：与无机物质相反，有机物质是从活物质或活生物体得来的，几乎都含有碳元素。

有机农业：果蔬种植和畜禽养殖过程中，只施加堆肥、粪肥等天然养分，不使用化学肥料和农药，只采用顺应自然的方法除草和防治病虫害。

生物：具有生命力的个体，如树木、病毒、人。

寄生虫：生活在另一种生物体表面或内部，以宿主生物体为代价（直接或间接损害宿主）获取营养或庇护的生物（动物）。

巴氏杀菌：将饮料和其他食物（如牛奶）加热至特定温度，从而杀死其中可能导致食物变质或引发疾病的微生物的方法。

病原体：任何一种致病媒介，尤其是病毒、细菌等微生物。

农药：用于防治、消灭或抑制有害动植物和昆虫的化学品。

防腐剂：添加到食物当中以延长保存时间的化合物。很多加工食品都含有防腐剂。

加工食品：原有自然状态被改变的食物。果蔬或谷物刚刚收获时都处于自然状态。但小麦经研磨后，和水、油等原料混合烘焙而成的面包就变成了加工食品。加工食品往往高脂肪、高糖、高盐，所以一定要留意这种食品的标签，尽量控制摄入量。

环境卫生：利用垃圾回收、运行良好的污水处理系统等服务保持清洁，预防传染与疾病。

饱和脂肪酸：很多动物制品（肉、奶酪、黄油等）、棕榈油和椰子油中常见的一种脂肪，人体对饱和脂肪酸的需求量很低，摄入过多不利于心脏健康。

可持续：人类利用自然环境满足自身需求的同时，不损害自然环境的长期生产力（也就是说，不再适宜动植物或人类生存）。采取可持续的行为意味着同时满足当代人和后代人生存的需求。

可持续膳食：一般而言，可持续膳食既健康又环保，有助于维护全球粮食安全和营养安全，确保当代人和后代人都能过上健康生活。此外，可持续膳食能够保护生物多样性，尊重生态系统，符合文化理念，而且对生产者和消费而言经济公平，营养充足，安全健康。

反式脂肪：全称为反式脂肪酸，可通过在植物油中注入氢气制得，且不易变质。含有反式脂肪酸的食品有：加工食品、快餐、零食、油炸食品、冷冻披萨、派、饼干、人造黄油和面包蘸酱。这些含反式脂肪的食品非常不健康，应尽量不要吃这类食品。

营养不足：人如果很长一段时间吃得很少或者摄入的营养元素（如蛋白质、维生素、矿物质）太少，就会营养不足，身体不健康，没有活力。

粗粮：没有进行任何加工的全谷物。粗粮含有丰富的维生素、矿物质和纤维，能够促进消化。

不饱和脂肪：适量摄入不饱和脂肪有利于身体健康，对心脏尤其如此。含有不饱和脂肪的食物有坚果、籽类、鱼类、橄榄、葵花籽油、菜籽油和橄榄油等。

维生素：动植物自身合成的一类有机化合物，有助于预防严重疾病，改善健康，延年益寿。富含维生素的食物有水果、蔬菜、肉类、乳制品、蛋类、豆类和谷物。

写点什么

致谢

感谢所有为编写这本《营养挑战徽章训练手册》付出努力的人，感谢各个机构，以及热心的女童子军、学校社团和个人对这本书的多份初稿进行试用和审阅。

感谢玛丽诺埃尔·布吕内·德里斯（Marie-Noel Brune Drisse）、埃米莉·多尼根（Emily Donegan）、埃莉奥诺拉·杜波伊（Eleonora Dupouy）、弗朗索瓦丝·丰塔纳兹·奥茹拉（Françoise Fontannaz-Aujoulat）、萨阿迪亚·伊拜尔（Saadia Iqbal）、卡塔·克雷克斯（Kata Kerekes）、亚历山大·梅贝克（Alexandre Meybeck）、康斯坦斯·米勒（Constance Miller）、贾森·蒙特斯（Jason Montez）、玛格丽特·蒙哥马利（Margaret Montgomery）、利奥·内德芬（Leo Nederveen）、西田千鹤（Chizuru Nishida）、苏珊·雷德芬（Suzanne Redfern）、鲁本·塞萨（Reuben Sessa）、伊莎贝尔·斯洛曼（Isabel Sloman）、玛丽亚·沃洛丁娜（Maria Volodina）和特莫·瓦卡尼瓦（Temo Waqanivalu）对文本的建议和贡献。感谢凯亚·恩格斯芬（Kaia Engesveen）和瓦莱里娅·门扎（Valeria Menza）的技术反馈和监督。

这本书中的部分插画选自各种绘画比赛征集的两万多幅画作，更多正在进行中的比赛和活动信息，请登录网站www.fao.org/yunga/home/zh/，或发送邮件至yunga@fao.org，获取免费邮件推送。

联合国粮农组织青年与联合国全球联盟协调员兼青少年联络员鲁本·塞萨在本书的编写过程中开展了协调和编审工作。

图书在版编目（CIP）数据

营养挑战徽章训练手册 / 联合国粮食及农业组织编著；谭茜园，尹艺伟，吕艾琳译．－北京：中国农业出版社，2021.6

（FAO中文出版计划项目丛书）

ISBN 978-7-109-28269-8

Ⅰ．①营… Ⅱ．①联… ②谭… ③尹… ④吕… Ⅲ．①营养学－青少年读物 Ⅳ．①R151-49

中国版本图书馆CIP数据核字(2021)第093217号

著作权合同登记号：图字01-2021-2159号

营养挑战徽章训练手册
YINGYANG TIAOZHAN HUIZHANG XUNLIAN SHOUCE

中国农业出版社出版

地址：北京市朝阳区麦子店街18号楼

邮编：100125

责任编辑：郑　君　吴丽婷

版式设计：王　晨　责任校对：吴丽婷

印刷：中农印务有限公司

版次：2021年6月第1版

印次：2021年6月北京第1次印刷

发行：新华书店北京发行所

开本：700mm×1000mm　1/16

印张：14.25

字数：270千字

定价：69.00元